EXPOSÉ DES PRINCIPALES THÉORIES

DE

L'ICTÈRE GRAVE

PAR

Le Dr Pierre POIGNÉ,

Aide de clinique de la Faculté de médecine de Paris,
Médecin stagiaire au Val-de-Grâce.

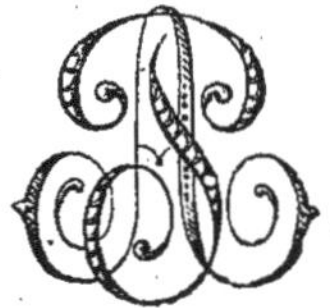

PARIS

A. PARENT, IMPRIMEUR DE LA FACULTÉ DE MEDECINE

29 ET 31, RUE MONSIEUR-LE-PRINCE, 29 ET 31

—

1877

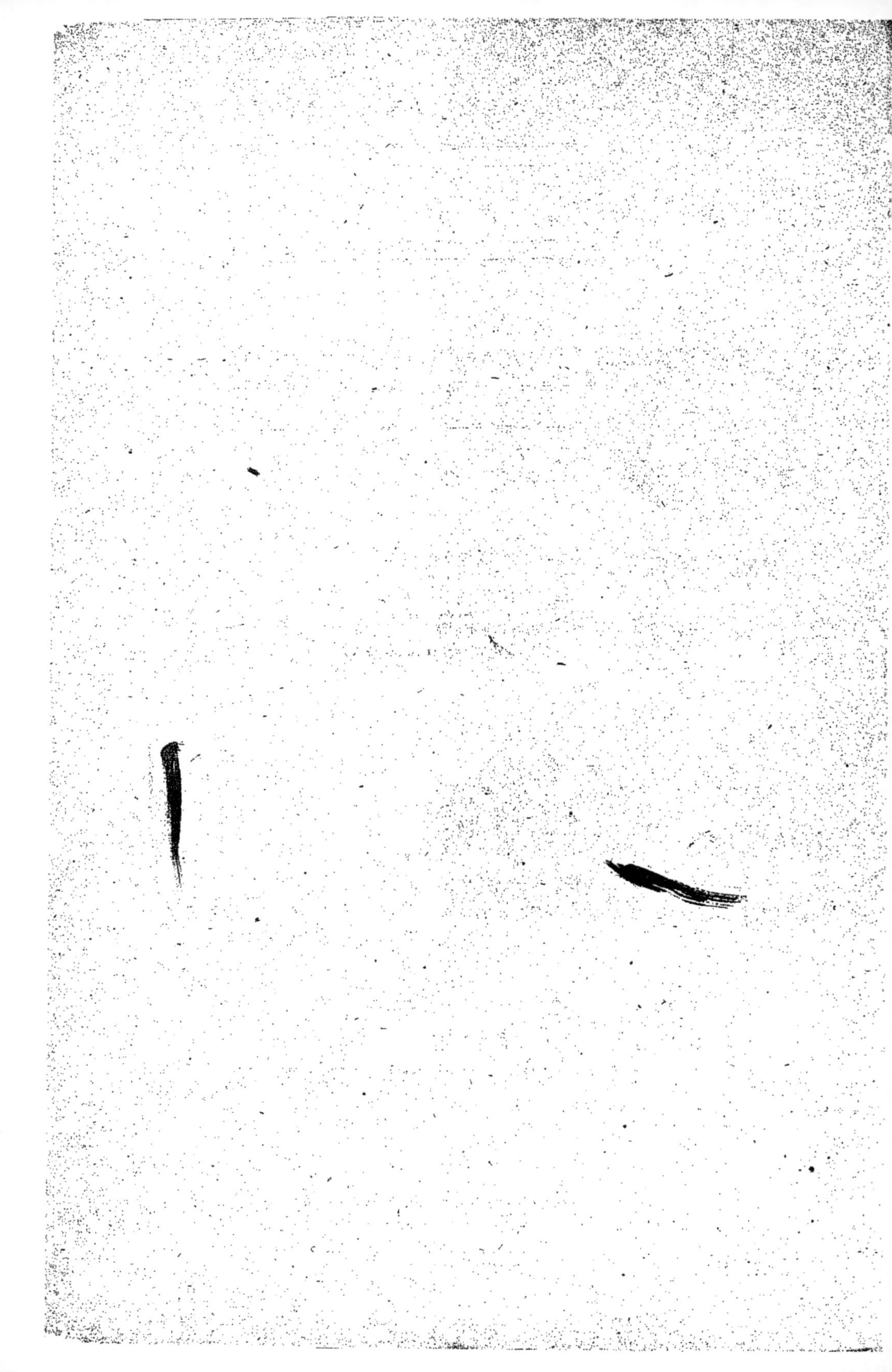

EXPOSÉ DES PRINCIPALES THÉORIES

DE

L'ICTÈRE GRAVE

PAR

Le Dr Pierre POIGNÉ,

Aide de clinique de la Faculté de médecine de Paris,
Médecin stagiaire au Val-de-Grâce.

PARIS

A. PARENT, IMPRIMEUR DE LA FACULTÉ DE MÉDECINE

29 ET 31, RUE MONSIEUR-LE-PRINCE, 29 ET 31

—

1877

A MES PARENTS

A MES AMIS

A MES MAITRES

EXPOSÉ

DES PRINCIPALES THÉORIES

DE L'ICTÈRE GRAVE

INTRODUCTION.

Nous n'avons pas la prétention de présenter ici un travail original.

Notre pensée a été d'étudier un point de l'histoire des maladies du foie, qui a de tout temps passionné les auteurs, mais non de jeter la lumière sur la théorie encore fort obscure de l'ictère grave.

Nous n'ajoutons rien à l'histoire de cette affection ; nous voulons simplement réunir les pièces d'un procès encore en litige.

Nous nous déclarerons satisfait, si nous réussissons à donner un résumé exact de la science sur cette question encore si controversée.

HISTORIQUE.

L'ictère grave a depuis longtemps frappé les médecins. En effet, les phénomènes nerveux, les hémorrhagies multiples qui accompagnent cette maladie, la rapidité de sa marche et sa terminaison presque constamment fatale étaient propres à attirer l'attention sur cette affection qui présente un contraste si marqué avec les formes d'ictère qui peuvent durer des mois, même des années, et récidiver fréquemment sans jamais se compliquer d'accidents graves.

Malgré ces caractères frappants, l'étude de l'ictère grave est de date récente. Les premières données positives ne remontent pas plus loin que Morgagni (*de sedibus et causis morborum*), qui cite des cas d'ictère accompagné d'accidents graves, et suivis de mort dans un court espace de temps, entre autres celles-ci :

Un jeune prêtre ayant été pris d'un ictère quelque temps après un trouble de l'âme, se coucha avec une douleur à la région de l'estomac, et avec des vomissements qui lui firent rejeter la nourriture et les médicaments. Cependant les déjections alvines étaient blanchâtres.

Un ou deux jours après on s'aperçut que le malade était inquiet, et attaqué par une sorte de stupeur au point qu'il oubliait ce qu'on lui avait raconté. Les médecins ne remarquèrent qu'il existait de la fièvre qu'à la fin du troisième jour, époque où elle se manifesta d'une manière violente avec du délire et avec des convulsions telles que le malade était forcé de ronger tous les corps avec les dents, et qu'il triomphait presque par les grands efforts qu'il faisait de la force des assistants ; avec cela il y avait des vomissements dont la matière était d'une couleur un peu obscure. Le matin on ouvre la veine d'où le sang sort avec impétuosité ; la sérosité de ce sang dans laquelle on trempa une serviette, dès qu'elle se fut séparée de la partie coagulable, la teignit d'une couleur jaune. Les convulsions cessent ; mais le malade est couché comme s'il était plongé dans l'assoupissement ; il se remue à peine et il témoigne à peine qu'il sent les ventouses qu'on lui avait appliquées. Sa respiration était, pour ainsi dire, naturelle, si ce n'est qu'elle était suspirieuse de temps en temps. Il mourut après le 4ᵉ jour.

Examen du cadavre : A l'ouverture du ventre, on trouva le foie flasque et tirant sur une couleur un peu pâle ; sa vésicule contenait une bile d'une teinte légèrement obscure... Du reste on voyait çà et là dans le ventre un grand nombre de petites glandes qui étaient enflammées par la stagnation du sang.

Un jeune homme menacé d'un pistolet est pris d'ictère ; le lendemain, convulsions ; mort 24 heures après.

Morgagni connaissait donc bien l'ictère grave.

A la suite de ces observations ci-dessous citées, il dit : « Les commotions de l'âme produisent l'ictère : que si vous ajoutez certaines dispositions du sang ou de la matière de la bile qui doit en être sécretée, ou des autres viscères, vous comprendrez d'autant mieux et le phénomène et l'origine des symptômes extrêmement graves qui se joignent quelquefois à l'ictère, et qui causent une mort plus prompte qu'on ne l'aurait cru.

« Comme je reconnais presque tout cela dans l'observation du prêtre, qui a été rapportée, de même je l'éclaircirai par des exemples qui lui ressemblent en grande partie. »

Boerhaave, Huxhem, Mouro, Portal, Villeneuve, rapportent également des cas d'ictère, accompagnés d'accidents nerveux.

Ce n'est que dans les ouvrages de ces temps derniers que l'on peut trouver les matériaux nécessaires pour l'étude complète de la maladie en question. En 1842, Rokitansky en décrit l'anatomie pathologique, rapportant à l'atrophie aiguë du foie les symptômes caractéristiques de l'ictère grave. En 1843, Horaczech le décrit sous le nom d'*ictère malin*, et en publie 13 cas. Deux ans plus tard,

Budd l'appelle la *fatal jaundice* et, en 1847, Handfield Jones signale dans cette maladie la distinction d'un grand nombre de cellules du foie. Bien que Ozanam (De la forme grave de l'ictère essentiel. Thèse, Paris, 1849) fait remarquer que les lésions du foie ne sont ni constantes, ni identiques et que Budd ait déjà soutenu cette opinion, c'est au point de vue de ces lésions que sont faites les communications de Robin (1857), les observations d'Oppolzer, de Bamberger, et le mémoire de Ducsh (Pathologie des ictères. Leipzig, 1854). En 1858, parut le travail de Frerichs et, en 1862, celui de Lebert (ictère grave). Il ne nous reste plus à citer que la thèse de M. Blachez, 1860, et les travaux de MM. les professeurs G. Sée, Vulpian et Charcot.

CHAPITRE PREMIER.

PATHOGÉNIE DE L'ICTÈRE GRAVE.

On peut diviser les auteurs en trois groupes principaux :

Les uns, parmi lesquels se place Frerichs, malgré les observations contradictoires déjà publiées, rapportent tout à une lésion primitive du foie.

Les autres font de l'ictère grave une maladie essentielle, caractérisée principalement, uniquement par sa malignité.

D'autres, enfin, ne voient dans la lésion qu'une conséquence de la maladie, et cherchent dans une altération plus générale, et qui diffère pour chacun d'eux, l'explication des phénomènes.

§. I.

Ces opinions si différentes sont la conséquence forcée du petit nombre d'observations relevées, et surtout de l'insuffisance de ces observations au point de vue de l'anatomie pathologique ; Frerichs, lui-même, relève ce fait en disant : « La masse d'observations recueillies contient un grand nombre de faits disparates, n'ayant de semblable que l'extérieur ; aussi, avant d'être utilisés, doivent-ils être soumis à un choix scrupuleux dans lequel les caractères anatomiques pourront seuls servir de guide. » C'est donc en s'appuyant sur l'anatomie pathologique que Frerichs fond sa théorie, considérant tous les ictères graves comme la conséquence de lésions du foie et, en particulier, de l'atrophie et de l'hépatite aiguë.

Cette opinion, cependant, n'est plus soutenable aujourd'hui, car si nos moyens d'investigation perfectionnés permettent de constater et de distinguer des lésions longtemps méconnues, ils nous permettent également d'affirmer l'absence de toute lésion, et dans plusieurs cas d'ictère grave, le microscope a démontré qu'il n'existait aucune lésion du foie. L'observation suivante en est des plus probantes. (Vallin. Contribution à l'anatomie pathologique de l'ictère grave. *Gazette hebdomadaire*, 1867.)

Gaugin, Charles, 39 ans, cavalier de remonte, est entré le 24 mars 1867 dans le service de M. Godelier, au Val-de-Grâce.

Le 10 mars environ, il fit un violent effort en voulant maintenir un cheval effrayé qu'il conduisait en laisse. Il ne fut ni renversé, ni frappé, mais ressentit une vive douleur dans les lombes. Le lendemain, il avait un lumbago, de la courbature fébrile. Il resta quelques jours malade à la chambre avec fièvre et courbature violente, puis l'apparition de l'ictère, des épistaxis et de l'hématémèse obligea le médecin qui le soignait à le faire transporter au Val-de-Grâce.

Poigné.   2

Une heure après son entrée on constata l'état suixant ; teinte ictérique très-prononcée, aspect typhoïde ; le malade a conservé son intelligence et il donne les renseignements qu'on lui demande ; mais il est dans un état de prostration remarquable. Matité hépatique normale, aucune douleur à la pression de l'hypocondre, hématémèse et épistaxis abondantes, qui se sont répétées plusieurs fois depuis hier et continuent actuellement ; pétéchies nombreuses sur la peau des membres et de l'abdomen, pouls très-faible, assez lent et tellement irrégulier qu'on peut à peine le compter. — Potion avec perchlorure de fer : 20 gouttes.

Toute l'urine rendue du 24, dix heures du matin, au 25, huit heures du matin, ne s'élève qu'à 145 grammes ; elle est foncée, trouble, par le dépôt d'urate que la chaleur dissout ; elle ne contient qu'une quantité médiocre d'albumine, coagulable par la chaleur. La réaction par l'alcool et l'acide nitrique ne donne qu'une zone vert-clair, peu épaisse, qui apparaît lentement et reste parfaitement limitée à la couche moyenne. L'urine contient des cylindres graisseux et hyalins, et des débris épithéliaux divers. On n'y trouve ni globules de sang, ni aucune substance anormale ; elle ne réduit pas la liqueur cupropotassique.

Le 25, l'état est à peu près stationnaire ; le perchlorure semble avoir arrêté les hémorrhagies. L'ictère est plus foncé, la prostration plus grande : le malade, cependant, répond assez bien aux questions qu'on lui adresse ; le pouls est très-faible, tellement irrégulier qu'on ne peut le compter, même approximativement. Matité et sensibilité normales à la région du foie. Dans la journée survient un délire vague, le malade a le sentiment de sa fin prochaine ; le soir, le délire est très-violent, il y a des convulsions éclampsiques et la camisole est nécessaire ; à cette agitation succède un affaissement complet, et la mort a lieu le 26 à 2 heures du matin.

Le malade n'avait pas uriné depuis huit heures du matin ; quelques heures après sa mort, je recueillis avec une sonde toute l'urine contenue dans la vessie, montant à 250 grammes. Elle ne différait pas sensiblement de celle de la veille ; un peu d'albumine et de pigments biliaires, nombreuses dépouilles épithéliales, point de leucine ni de tyrosine ; en outre une grande quantité de spermatozoïdes expulsés pendant l'agonie, phénomène dont Casper a montré la fréquence. Le chiffre trouvé dans l'analyse de l'urée par l'appareil de Millon correspond à 14 gr. 48 d'urée par litre ; l'urine de la veille, analysée de la même façon, donnait 15 gr. d'urée pour 1,000 ; débarrassée des matières organiques par l'acétate de plomb, évaporée, digérée par l'alcool, elle ne donne aucune trace de leucine ni de tyrosine.

Pour la recherche des acides biliaires; l'urine est traitée par le lait de chaux et l'acide chlorhydrique, suivant le procédé de Hoppe et de Kühne ; la manipulation longue et délicate ne fournit aucun résidu qui donne la réaction de Pettenkofer.

Le sang, examiné pendant la vie et après la mort, présente l'aspect et la proportion normale des globules rouges et blancs ; pas de bactéries, aucune cristallisation normale dans le sérum évaporé.

Taille 1^m,69 ; poids du cadavre 85 à 90 kilog.

Congestion sanguine très-considérable des poumons, les deux lobes inférieurs ont l'aspect et la consistance d'une rate hyperémiée, ecchymoses pleurales.

Caillots jaunes, stratifiés, fibroïdes, fortement adhérents aux parois des ventricules, se prolongeant dans l'origine seulement des gros vaisseaux. Ces caillots ont dû se former pendant la vie, et expliquent l'irrégularité et la faiblesse du pouls. Voies biliaires tout à fait libres; on ouvre le duodénum, et sans déplacer les parties, on fait couler la bile par l'orifice cholédoque en pressant légèrement sur la vésicule. Celle-ci contient 45 grammes de bile très-foncée, presque noire, ne présentant, cependant, aucune trace de globules sanguins altérés.

Le foie est volumineux, il pèse 2,080 grammes; sa consistance et sa coloration sont normales, il n'est nullement ictérique, il a une teinte jaune clair, avec pointillé intra-lobulaire plus foncé.

Les reins, pesant chacun 210 grammes environ, sont volumineux, molasses, se laissent facilement déchirer pendant la décortication ; leur surface extérieure est pâle avec striations rougeâtres et injection des étoiles de Verheyet. La substance corticale est jaunâtre, striée de rouge ; elle empiète sur les mamelons de la substance médullaire.

L'intestin, ecchymosé par places, contient une matière noire verdâtre, formée de globules sanguins très-altérés et de détritus épithéliaux fortement colorés par la bile.

Examen microscopique du foie. — Les cellules hépatiques ont partout leur intégrité parfaite, elles sont médiocrement pigmentées, et il est très-commun de rencontrer des foies tout à fait sains dont les cellules contiennent une plus grande quantité de globules graisseux; les contours sont nets, la forme et le volume réguliers ; il n'y a aucune prolifération anormale des noyaux de ces cellules. Le tissu connectif du réseau capillaire est normal, c'est-à-dire à peine appréciable ; les vaisseaux sont sains : en un mot, il n'y a aucune altération sensible de l'organe. Des coupes ont été prises dans un grand nombre de points avec le désir ou l'espoir de trouver les lésions attendues, sans aucun résultat.

Les reins présentent les premiers degrés de la néphrite catharrale ou parenchymateuse. Un grand nombre de tubes contournés sont remplis de cellules volumineuses, à contenu trouble et granuleux. L'addition d'une petite quantité d'acide acétique fait pâlir ou disparaître certaines granulations, sans doute protéiques, et rend plus apparents les globules graisseux qui masquent les noyaux. Un certain nombre de tubes sont encore intacts, les tubes droits sont moins altérés. Les glomérules de Malpighi sont injectés, mais leurs capillaires sont sains ; il en est de même du réseau capillaire en énéral et du tissu connectif.

La rate qui pèse 200 gr. est ferme, normale.

Le cœur est surchargé de graisse, surtout à la pointe et au bord inférieur ; mais il n'y a aucune transformation graisseuse de ses fibres, non plus que des fibres musculaires des membres.

L'ictère grave comprend donc des cas où il existe des lésions du foie, et d'autres cas où l'on ne peut constater ces lésions. Les deux cas si différents, et qui cependant ont été très-souvent confondus jusqu'ici par les auteurs classiques, s'observent, selon Mollière, aussi fréquemment l'un que l'autre ; si cependant il existe quelque différence, elle paraît être en faveur de la non-existence de la lésion.

Cette manière de voir est confirmée par M. Vulpian, qui, dans son cours fait à l'École de médecine sur la bile, dit : « Dans quelques cas on observe pendant la vie les mêmes symptômes, et à l'autopsie on ne trouve pas la moindre trace de lésion du foie, soit qu'il n'y ait en réalité aucune altération, soit que les altérations ne soient pas de celles qu'on a jusqu'ici appris à connaître. » Plus loin, dans son cours, le professeur dit encore : « Dans certains cas, plus fréquents qu'on ne pourrait croire, le foie n'a présenté aucune altération ; on n'a trouvé ni destruction de cellules ni stéatose de ces éléments ; on n'a pas noté de traces d'hépatite interstitielle. Cependant, sur ce dernier point, des doutes peuvent subsister; il est permis de se demander si les recherehes ont été faites avec un soin suffisant. Et puisque je vous parle de mes doutes relatifs à l'anatomie pathologique de l'ictère grave, j'ajoute que l'altération décrite dans les cas d'atrophie jaune aiguë, c'est-à-dire cette réduction des cellules hépatiques en particules amorphes, irrégulières, aurait besoin d'être confirmée par de nouvelles recherches faites avec les procédés actuels d'investigation histologique. J'ai vu cette altération telle qu'elle a été indiquée dans un cas type d'atrophie jaune aiguë; mais je me demande si les cellules étaient réellement détruites sur place dans le foie, ou si, étant devenues plus fragiles, plus friables que dans l'état normal, elles n'étaient pas réduites en détritus granuleux par le fait de la préparation pour l'examen histologique. En tout cas, cette friabilité si grande n'en serait pas moins une lésion. »

« On a cherché à évaluer la proportion de cas d'ictère grave dans lesquels on ne rencontre pas de lésions bien définies. Mais les chiffres doivent nécessairement varier suivant que l'on attribue ou non de l'importance à certaines altérations telle que la pigmentation plus ou moins marquée du foie ou l'existence d'une certaine quantité de graisse dans les cellules hépatiques. D'après les relevés de M. Frerichs, ce n'est que dans 7 cas d'ictère grave sur 177 que l'on n'aurait pas trouvé d'altérations du foie. M. Lebermeister a toujours rencontré des altérations. Je crois que la proportion des cas négatifs serait tout autre si on laissait de côté les cas où les lésions hépatiques trouvées étaient banales, pour ainsi dire. La lésion dite atrophie jaune aiguë est relativement rare. Sur 5 ou 6 cas d'ictère grave que j'ai vus, je n'ai rencontré cette lésion qu'une seule fois. Dans un de ces cas, je n'ai constaté aucune espèce de ces lésions; dans les autres cas il y avait en même temps des altérations très-nettes d'hépatite interstitielle. Vous comprenez bien que ces dernières lésions n'ont rien de caractéristique, car elles peuvent exister sans qu'il y ait le moindre phénomène d'ictère grave. »

Parmi les auteurs on en trouve qui nient l'existence même de l'atrophie jaune aiguë du foie. Ils prétendent que les observations publiées sous ce nom étaient un des cas méconnus d'empoisonnement par le phosphore, ou de fièvre jaune. Cette opinion cependant ne peut être soutenue, car, outre que les symptômes cliniques ne sont pas les mêmes, les lésions auatomiques diffèrent absolument. Dans l'atrophie jaune aiguë, le foie, coloré en jaune plus ou moins prononcé, est toujours diminué de volume; cette diminution peut atteindre les deux tiers du volume normal; le tissu est mou, le doigt y pénètre facilement; dans les points où la lésion est moins avancée, on retrouve les traces de l'hyperémie initiale, et entre les lobules congestionnés on observe au microscope une substance d'un gris jaunâtre qui tend à les séparer, c'est l'exsudat interstitiel de Frerichs. Les cellules hépatiques sont encore reconnaissables, mais elles sont remplies d'une substance albumino-graisseuse et de pigment.

Là où le processus atrophique est achevé, le tissu est plutôt exsangue, l'hyperémie initiale a disparu; à la place des cellules hépatiques, qui ne sont plus reconnaissables, on ne voit qu'un détritus granuleux brunâtre, de la graisse, des particules de matières colorantes et des éléments analogues aux noyaux des cellules, souvent mélangés avec des aiguilles de tyrosine et de leucine.

Dans l'empoisonnement par le phosphore, le foie est au contraire augmenté de volume, très-rarement on a observé sa diminution; il a subi la dégénérescence graisseuse.

Dans la fièvre jaune, le foie a sa grandeur normale, sa

surface a une couleur café au lait, plus rarement une teinte jaunâtre d'intensité variable ; la coloration pâle, l'aspect du tissu révèlent un état d'anémie spécial. Généralement, la consistance est accrue. Son aspect rappelle celui du foie des phthisiques ; le microscope indique une dégénérescence graisseuse. Les cellules hépathiques sont très-pâles, granuleuses et remplies de globules de graisse.

L'atrophie jaune aiguë est donc bien distincte de la fièvre jaune et de l'empoisonnement par le phosphore. Mais si Frerichs et Trousseau semblent devoir faire admettre comme entité pathologique l'atrophie jaune aiguë admise également par Robin, Lebert, Jaccoud, il faut bien dire aussi que l'atrophie jaune aiguë ne constitue pas seule l'ictère grave ; ce n'en est qu'une variété ; et, ce qui distingue l'atrophie jaune aiguë des autres ictères, c'est que l'ictère de l'atrophie est forcément un ictère grave.

§ II.

En opposition à ces auteurs, qui ont Frerichs à leur tête, se trouvent les essentialistes. Ainsi, M. Ozanam (De la forme grave de l'ictère essentiel. Thèse Paris, 1849) attribue les accidents de l'ictère grave à une influence abstraite de malignité. Voici ce qu'il dit :

« Les symptômes graves qui se manifestent dans l'ictère ne sont dus à aucune altération organique appréciable.

« Cependant, ces accidents existent : quelle peut en être la cause ? On a cru la trouver dans l'altération de la bile ? Les choses ne se passent point d'une manière aussi simple. La bile dans le sang ne joue qu'un rôle secondaire, car les accidents n'ont pas toujours lieu dans l'ictère, et la maladie peut débuter plusieurs jours avant l'apparition de la couleur jaune de la peau. On a même vu les malades mourir avant son apparition.

« Tant que la maladie ne porte que sur les fonctions animales ou vitales, sans les abolir, la vie n'est point immédiatement en danger ; et quand ces fonctions se trouvent tout à coup profondément modifiées dans leur ensemble, le danger est immense, il y a malignité.

« La malignité consiste dans l'ensemble des accidents irréguliers et rapidement funestes que produit toute maladie, lorsqu'elle vient à altérer les fonctions naturelles dans leur action générale.

« C'est la malignité que nous retrouvons dans l'ictère et qui fait d'une maladie ordinairement bénigne une affection des plus dangereuses.

« Telle est, suivant nous, la cause de la gravité que prend parfois l'ictère. »

Cette explication n'en est plus une aujourd'hui : la malignité des maladies n'étant plus admise sans que l'on puisse prouver les causes de cette malignité.

Pour Monneret, l'ictère essentiel est caractérisé par la tendance aux hémorrhagies, suite d'une altération primitive du sang (défibrination), de là cette dénomination d'ictère hémorrhagique essentiel. La défibrination admise aussi par M. Lancereaux n'a pas été confirmée par l'analyse, cette théorie ne peut donc subsister.

L'altération du sang est-elle primitive? Beaucoup de sujets sont pris au milieu d'une très-bonne santé, brusquement, ce qui ne permet guère d'attribuer le début des accidents à une altération du sang. Dans une foule de cas, rien, dans les antécédents du malade, n'autorise à supposer une viciation préalable du fluide sanguin. Au reste, dans les maladies où les altérations du sang sont le plus profondes, on n'observe rien de comparable à l'ictère grave. S'il est des cas où l'absence de lésions a pu donner libre carrière aux théories essentialistes, il en est d'autres où elles ne peuvent se soutenir. Tels sont ceux où l'oblitération du canal cholédoque par un calcul, est le point de départ de l'ictère grave.

Parmi les théories qui placent en dehors du foie et de la bile la cause de l'ictère grave, on peut ranger celle de M. Gubler. S'appuyant sur les modifications qui surviennent dans les tissus à la suite des troubles nerveux et qui ont été mises en lumière par les expériences de Bernard, M. Gubler pense que dans l'ictère grave les altérations sont des altérations de nutrition immédiatement sous la dépendance du système nerveux. La cause des accidents est donc une influence nerveuse, une affection générale qui peut se manifester sur tous les viscères : foie, rate, reins. Si c'est le foie qui est le plus souvent atteint, c'est à cause de sa grande importance ; ses fonctions sont si nécessaires, que leurs perturbations se font tout d'abord sentir. Quel est l'intermédiaire de cette action nerveuse? D'après les faits observés par Bernard, M. Gubler incline à croire que c'est sur les vaisseaux que porte l'action nerveuse. Ce serait à la suite de troubles dans la circulation que se produirait le ramollissement, la dégénérescence graisseuse du tissu hépathique. Si, dans certains cas rapidement mortels, on ne constate aucune lésion du foie, c'est qu'elles n'ont pas eu le temps de se produire. Sous l'influence de l'altération nerveuse, ces fonctions des cellules hépathiques ont été brusquement suspendues, leur vie a été arrêtée avant qu'elles aient subi les altérations de nutrition, qu'on n'aurait pas manqué de rencontrer si la marche de la maladie eût été plus lente. Dans les cas où la terminaison n'est pas si promptement fatale, les cellules du foie, mortes pour ainsi dire, se dissolvent dans la bile et laissent échapper leur contenu. Toutefois, nous ferons remarquer que, pour M. Robin, les cellules hépathiques privées de leurs fonctions ne se dissolvent pas dans la bile et que son observation sur ce point est en désaccord avec les idées de M. Gubler. Cette fonte des cellules du foie, si on l'admet, ou, en tout cas, leur altération, est une cause de viciation du sang qui devient ainsi secondairement un véritable agent toxique. Il ne peut plus accomplir ses fonctions, et il a une tendance à fuser hors des vaisseaux. Toutefois, M. Gubler ne voit pas dans la fluidité du sang une raison suffisante des hémorrhagies, il admet encore une altération des vaisseaux, probablement graisseuse. On conçoit que le sang, ainsi vicié, exerce une action délétère sur les organes, notamment sur le cerveau, de sorte que l'on remarque des troubles nerveux secondaires, troubles nerveux de la fin qu'il ne faut pas confondre avec ceux qui ont été le point de départ de la maladie elle-même.

En résumé, pour M. Gubler, les troubles nerveux sont de deux sortes : les uns, du début, sont l'expression directe de l'agent morbide, ils entraînent la lésion trophique des cellules hépathiques et causent ainsi l'infection du sang ; les autres troubles de la terminaison sont dus à l'action de ce sang altéré sur les centres nerveux.

On pourrait objecter à cette théorie que, dans les cas où l'ictère grave succède à des troubles fonctionnels prolongés, l'influence nerveuse primitive semble faire absolument défaut, et il paraîtrait moins hypothétique d'établir un rapport entre la maladie ancienne et l'ictère grave survenu que de supposer un trouble nerveux subit, dont nous n'avons eu aucun indice. De plus, l'altération des vaisseaux que suppose M. Gubler pour expliquer les hémorrhagies n'a pas toujours été constatée à l'autopsie. Au contraire, on a vu des hémorrhagies sans altération des vaisseaux, et l'on est forcé de les rattacher à l'altération du sang, comme dans le scorbut, la fièvre typhoïde (Blachez).

Budd fait la transition entre les essentialistes et les partisans de l'empoisonnement par la bile comme cause de l'ictère grave.

Dans son livre sur des maladies du foie il décrit des lésions de cet organe qui sont le résultat de l'ictère grave, mais il insiste sur ce fait que la maladie est produite par un poison qui dans quelques cas vient du dehors et peut être dissimulé pendant un certain temps. Dans d'autres cas il admet que ce poison peut avoir son origine dans l'économie et qu'il serait le résultat de la résorption des cellules hépatiques altérées. Il se rattache donc moins à l'influence des éléments de la bile comme cause première de la maladie.

Cette théorie, quelqu'ingénieuse qu'elle puisse être, ne repose que sur de pures hypothèses qui manquent absolument de démonstration.

§ III.

Si donc on admet avec Frerichs, Trousseau, et de nombreux auteurs que l'atrophie jaune aiguë du foie est souvent la cause suffisante des phénomènes de l'ictère grave, il faut également admettre que cet ictère grave n'est qu'une variété et qu'il en existe d'autres ayant une autre origine. Si on cherche ce qui fait la gravité de cette forme d'ictère, on est forcé de reconnaître qu'elle n'existe pas dans les lésions du foie, mais bien plutôt dans les altérations du sang qui sont constantes, qu'elles soient selon les différents auteurs ou la cause ou le résultat de la maladie. C'est en effet de ce côté que les auteurs ont dirigé toute leur attention. On a dit qu'il y avait empoisonnement du sang et on a voulu comparer cet état avec l'urémie.

Cette comparaison est cependant défectueuse, car dans le sang des ictériques on ne peut découvrir aucun principe analogne à l'urée ou aux matières extractives de l'urine. (Nous verrons plus loin que la leucine et la tyrosine ne causent aucun accident.) Les différences des résultats produits par l'oblitération des voies urinaires et des voies biliaires en est du reste preuve suffisante.

Si chez un animal on lie les uretères, il se produit constamment dans un court délai des accidents mortels d'intoxication et l'animal ne survit pas.

De même dans les cas où chez l'homme il se produit une oblitération des uretères par une cause quelconque (compression), si la secrétion rénale est abolie (néphrite) l'intoxication ne tarde pas à devenir fatale.

Rien de semblable n'a lieu pour le foie et les conduits biliaires.

Les chiens auxquels on lie le canal cholédoque survivent trois, quinze jours et même trois semaines à l'opération et sans présenter de phénomènes d'intoxication. La mort survient généralement par rupture du canal cholédoque : la bile s'épanche dans l'abdomen, il en résulte une péritonite suraiguë qui enlève rapidement l'animal.

Généralement la matière colorante de la bile se retrouve dans les urines de trois à six heures après l'opération ; il faut deux ou trois jours pour voir la coloration ictérique s'étendre jusqu'à la peau et les muqueuses. M. Heidenham a montré qu'il y avait dans ces cas résorption directe dans les voies biliaires. Il introduit dans le canal cholédoque d'un chien la canule d'une seringue et lui injecte une solution de sulfate d'indigo. Quelques heures après l'injection les urines, la muqueuse buccale, les séreuses même, et presque tous les tissus sont colorés en bleu. Le liquide à injection a donc bien évidemment été résorbé. Ce qui ce passe pour l'indigo doit également se passer pour la bile, et cependant dans les cas de ligature du canal cholédoque ou de son oblitération on ne

voit pas survenir les accidents de l'ictère grave. On ne l'a
rencontré qu'une seule fois après la ligature et on trouva
dans le sang de 3 à 4 p. 100 d'acides biliaires. Il existe du
reste chez l'homme de nombreux cas pathologiques de rétention de bile sans accidents d'ictère grave.

On n'a qu'à citer les cas d'oblitération complète par cal-
culs où l'ictère peut durer des mois, des années même sans
phénomènes d'intoxication et le plus souvent on voit mourir le malade par épuisement dans un marasme complet.

Graves et Stokes parlent de deux ictériques dont l'un fut
malade onze mois, l'autre deux ans avant qu'il ne survint
des troubles de la nutrition. Frerichs cite un cas d'oblitération du canal cholédoque par une concrétion; l'ictère
dura plus de deux ans.

Budd a vu un homme rester ictérique pendant quatre
ans sans qu'il survînt d'altération de l'état général.
Devay de Lyon rapporte un cas qui guérit après avoir duré
sept ans.

Ni ces expériences quelque probantes qu'elles soient, ni
les observations cliniques au moins aussi concluantes
n'ont pu arrêter les auteurs qui ont cherché quand même
le principe toxique dans la bile.

MM. Feltz et Ritter ont fait des injections de bile fraîche
et les résultats qu'ils ont obtenu sont les suivants, qui, du
reste, ont été confimés par plusieurs autres auteurs.

La bile introduite dans le sang ne produit pas de coloration ictérique, mais des accidents plus ou moins graves,
même mortels. Les accidents nerveux que l'on remarque
chez les animaux ainsi intoxiqués sont des crises convul-
sives, tétaniformes, s'accompagnant, lorsque la dose de bile
est très-élevée, de coma, d'insensibilité et se terminent
enfin par la mort. Dans toutes les injections de bile, Feltz
et Ritter ont noté un abaissement de la température (1 ou
2 degrés), un ralentissement du pouls. Quant aux phéno-

mènes généraux observés, ils consistent en une salivation prononcée, en vomissements de matières biliaires, en une diarrhée bilieuse quelquefois sanguinolente lorsqu'on a injecté de grandes quantités de bile. L'examen du sang montre des granulations graisseuses nageant dans le sérum ; l'élasticité des globules est diminuée et ils ont une grande tendance à la diffluence : L'analyse, chimique constate une augmentation des matières grasses et de la cholestérine. La quantité d'urine est augmentée. Elle contient une forte proportion d'urée et lorsque l'on dépasse certaine dose elle devient albumineuse. Dans les mêmes circonstances on y constate la présence des pigments biliaires et en outre celle d'une matière analogue à l'indican. Lorsque l'animal succombe rapidement les urines contiennent non des globules sanguins mais une solution d'hémoglobine. Frericks qui a fait des expériences sur le même sujet n'est pas d'accord avec MM. Feltz et Ritter, il admet la parfaite innocuité de la bile quoiqu'il ait obtenu des résultats inconstants.

Bouisson a constaté que la bile filtrée et injectée en quantité modérée ne détermine aucun accident, tandis que la bile non filtrée produit des symptômes graves que M. Bouisson attribue à l'oblitération des capillaires par les particules solides de la bile non filtrée, entraînées mécaniquement par la circulation. L'auteur injectait dans ces expériences 6 grammes de bile dans la jugulaire d'un lapin.

M. Von Dusch a pu injecter dans le système veineux des chiens d'assez fortes quantités de bile de bœuf sans déterminer la mort.

Bamberger a introduit dans les veines d'un chien 30 grammes de bile de bœuf, sans produire d'accidents autres que des vomissements et un abattement temporaire.

Dans les cas où on obtient la mort, elle peut être due soit à des embolies, soit au contact brusque de la bile avec l'endocarde, contact produisant la syncope dans les cas où une forte dose est injectée rapidement par la jugulaire.

M. Vulpian a obtenu des résultats constants en injectant jusqu'à 60 grammes de bile filtrée dans la fémorale d'un chien; après l'injection l'éminent professeur constate un peu d'angoisse, parfois des vomissements et l'animal se rétablit bientôt. Mais ces injections doivent être faites avec lenteur, en plusieurs fois, avec de la bile étendue d'eau. Trop répétées ou faites avec des quantités trop fortes elles peuvent amener la mort,qui a lieu alors par asphyxie sans s'accompagner des symptômes de l'ictère grave. Ces expériences sont en contradiction avec celles de Feltz.

MM. Feltz et Ritter ont encore expérimenté sur les matières colorantes isolées. L'introduction de la bilirubine, de la bilifuschine, de la bilihutmine en solutions alcalines n'a jamais donné lieu à des accidents graves. Tous les auteurs admettent ce résultat en présence de la coloration des tissus par ces matières dans les cas d'ictère simple. Les seuls phénomènes que MM. Feltz et Ritter aient constaté dans les injections qu'ils ont faites avec ces matières colorantes sont de la constipation, une légère teinte ictérique, de l'augmentation de la sécrétion urinaire qui élimine ces matières colorantes, de telle sorte que l'on obtient un ictère franc en liant les deux uretères. Les matières colorantes de la bile ne sont donc pas l'agent toxique de l'ictère grave.

Est-ce aux acides biliaires que l'on doit attribuer ce rôle. D'après Landois et Röhrig l'injection d'une solution d'acides biliaires dans le sang ralentit les battements du cœur. Röhrig prétend que c'est l'acide cholique qui agit.

Von Dusch s'efforce de prouver l'action dissolvante sur le globule sanguin des acides copulés et de l'acide cholique seul. L'introduction de ces acides dans le sang donnerait des urines sanguinolentes et parfois des infiltrations pseudo-hémorrhagiques dues à la dissolution de l'hématine.

Waast Grollemund (thèse de Strasbourg, 1869) admet que les acides biliaires sont des toxiques très-violents et il range par ordre d'énergie le taurocholate, puis le glycocholate de soude. En petite quantité, ces sels provoquent une activité exceptionnelle des excrétions. A plus haute dose les globules rouges sont dissous, d'où hémorrhagies multiples, urines sanglantes, selles hémorrhagiques. Les éléments cellulaires du foie, des reins sont atrophiés et l'altération du sang explique les phénomènes nerveux. En comparant ces phénomènes observés chez les chiens, et ceux observés dans le cours des ictères, il y a identité parfaite pour tout ce qui concerne les accidents nerveux et les hémorrhagies. La rareté de ces accidents chez les malades s'expliquerait soit par des dispositions individuelles spéciales, soit par la quantité ou la qualité des principes résorbés, soit par la rapidité de l'élimination.

MM. Feltz et Ritter ont repris ces expériences (Comptes rendus de l'Académie des sciences, 1876). Ils ont expérimenté sur le glycocholate et le taurocholate séparément, et sur un mélange de ces deux sels dans les proportions où ils se rencontrent dans la bile de bœuf. D'après ces expérimentateurs ces deux sels donnent les mêmes résultats à poids égaux. L'influence des doses est seule à prendre en considération.

1° *A petite dose.* — Des injections d'un liquide renfermant 50, 60 et 70 centigrammes de glycocholate ou de taurocholate de soude, ou d'un mélange de ces deux sels, faites de 4 en 4 jours, ont provoqué chaque fois un abaissement de la température de 1° à 2°, un ralentissement du pouls de 1/5, souvent des vomissements, quelquefois des accidents nerveux, jamais de jaunisse. Les animaux reviennent très-vite à l'état normal, car même 24 heures après la dernière injection il n'y a plus de traces de modifications dans le sang. Les urines sont rares, elles renferment une quantité d'urée telle que l'addition d'acide azotique y détermine un abondant précipité d'azotate d'urée. Néanmoins la quantité totale d'urée éliminée en 24 heures diminue et celle d'acide urique augmente. Elles ne renferment ni albumine, ni matières colorantes hématiques ou biliaires, on n'y constate que de l'indican. La composition du sang varie même sous l'influence de très-faibles doses; nous y voyons, en effet, la quantité de graisse et de cholestérine augmenter notablement et la capacité des globules pour l'oxygène diminuer d'une manière sensible.

2° *A dose moyenne.* — Injection de 1 gr. 20 ; mêmes variations du pouls et de la température, de plus accidents convulsifs, selles diarrhéiques et sanguinolentes. L'urine foncée renferme de l'albumine et de la matière colorante du sang, mais pas d'acides ou de matière colorante de la bile; on y rencontre quelquefois de l'indican. Les animaux soumis à ces doses se remettent lentement, refusent de manger mais boivent beaucoup.

En les sacrifiant le cinquième jour, on constate que le sang et le foie sont légèrement modifiés, pas d'acides ni de pigments biliaires dans le sang.

3° *Forte dose.* — 2 à 4 grammes entraînent la mort des animaux dans un temps plus ou moins court, mais avec des symptômes toujours identiques : vomissements, abaissement de la température, ralentissement du pouls, accidents nerveux épileptiformes , hémorrhagies multiples , mais jamais de jaunisse. Les urines, noires, sanguinolentes et albumineuses, renferment des acides biliaires en quantité très-faible, un peu de matière colorante verte et de l'indican. L'examen histologique fait découvrir dans le sang des cristaux aiguillés d'hémoglobine identiques avec ceux que l'on obtient en mêlant, hors de l'économie, du sang de chien avec de la bile ; on remarque, dans les deux cas, des granulations irrégulières dont l'apparition coïncide avec la fonte du globule et la présence dans les urines de la matière colorante du sang et de l'albumine. L'analyse du sang, le lendemain d'une injection, montre la présence, dans ce liquide, de notables quantités d'acides biliaires. Si la mort tarde à survenir, on n'en trouve plus que des traces.

Ces expériences ne nous apprennent pas grand chose sur la nature et la pathogénie de l'ictère grave, de plus elles sont contestées. Frerichs, Kühne, Neukomm, Huppert, ont aussi fait des expériences sans arriver aux mêmes résultats. Kühne, en particulier, sur 80 injections de sels biliaires, n'a pas vu un seul cas de mort. Au reste, ces injections n'ont pas produit sur les chiens les accidents comateux de l'ictère grave, et les phénomènes observés ne rappellent que de loin ceux de l'ictère grave. Dans un certain nombre de ces expériences ou la mort est survenue, il y avait des défauts d'expérimentation. Dans les injections brusques, de grandes quantités de sels biliaires, telles que les a faites Grollemund, la solution ne se mêle pas au sang. (Tincelin. thèse de Strasbourg, 1869), elle agit directement sur le cerveau et cause des accidents nerveux. Tout autre liquide inactif agirait de même. Ainsi, Huppert attribue ces accidents à une cause mécanique, la concentration du liquide injecté; dans des injections de glycérine pure, il a observé des accidents analogues.

Les expériences de MM. Feltz et Ritter sont mieux conduites et à l'abri des reproches précédents, aussi doit-on leur attribuer plus de valeur, elles semblent établir l'action noscive des sels biliaires, mais les phénomènes observés n'étant pas identiques avec ceux de l'ictère grave, elles ne résolvent pas la question, toutefois, elles montrent qu'il faut probablement faire entrer en ligne de compte l'influence de ces acides retenus dans le sang.

Dusch et Rokitansky ont soutenu que les sels biliaires dissolvaient les cellules du foie, Robin, Künhe, Virchow, Legg, ont prouvé qu'il n'en était rien. Il est, du reste, à supposer que les acides biliaires existent dans le sang dans l'ictère simple et ils ne produisent cependant pas d'accidents.

D'autres auteurs ont encore accordé aux acides biliaires un rôle prépondérant, de ce nombre est Leyden ; pour lui, le poison est l'acide cholique.

Cet acide est éliminé par les urines mais qu'il survienne une interruption dans cette élimination par le fait d'un état fébrile quelconque ou d'une lésion rénale, que le malade devienne ischurique, il surviendra des accidents dus à l'action de l'acide biliaire qui s'accumule dans le sang. A la théorie de Leyden, nous répondrons que, chez tous les ictériques on ne rencontre pas d'acide biliaire dans l'urine, que même dans les ictères simples le plus souvent on n'en rencontre point, et qu'il serait difficile dans ces cas de comprendre comment l'intervention d'une lésion rénale pourrait produire l'ictère grave. De plus, cette lésion rénale, nécessaire d'après lui, ne se rencontre pas plus qu'une autre cause quelconque pouvant expliquer l'ischurie.

Enfin, pour en terminer avec des théories qui voient dans les sels biliaires la cause de l'intoxication, il nous reste à parler de celle qui admet que le poison n'est pas les acides biliaires eux-mêmes, mais leurs produits de dédoublement: l'acide cholalique, l'acide cholaïdique, la dyslisine, le glycocolle et la taurine. Feltz et Ritter ont fait justice de cette opinion en montrant expérimentalement que l'acide cholalique et l'acide cholaïdique, injectés à l'état de sels de soude dans le sang, ne produisent aucun accident. De même la dyslisine, le glycocolle, et la taurine en injections intra-veineuses, se sont montrés parfaitement inoffensifs. Dans toutes ces expériences, on n'a jamais vu apparaître les pigments sanguins ou biliaires de l'indican en quantité un peu notable, il n'y a donc point d'altération du sang comme avec les sels biliaires eux-mêmes.

Un autre élément de la bile, la cholestérine, a été accusé de produire l'ictère grave lorsqu'elle s'accumule dans le sang. Austin Flint est le défenseur de cette opinion. On sait, en effet, que dans le sang des individus atteints d'ictère grave on trouve une augmentation de la cholestérine. Becquerel et Rodier ont prouvé ce fait par des analyses. Mais il est une foule de cas d'ictère simple où la même augmentation de la cholestérine a été notée sans qu'aucun phénomène grave soit survenu. De plus, les expériences directes sur les animaux contredisent les idées de Flint. Il est vrai que Kolomen, Müller, en injectant 8 cent. cubes d'un mélange de glycérine, d'eau de savon et de cholestérine, dans la veine crurale d'un chien, ont vu survenir de l'affaissement musculaire, de la difficulté respiratoire ; mais on ne peut rien conclure d'une expérience faite dans de semblables conditions. Il est presque certain que les accidents survenus sont dus à des embolies capillaires ; la cholestérine, peu soluble déjà dans leur mélange, s'est précipitée dans le sang sous forme de cristaux, qui ont ont oblitéré les capillaires et déterminé des hémorrhagies dans les divers organes. Du reste, les expériences de Feltz et Rit.er sur le même sujet démontrent positivement l'innocuité de la cholestérine accumulée dans le sang.

Nous pouvons ajouter à ces faits deux observations citées par M. le professeur Béhier, dans ses cliniques de décembre 1874 sur l'ictère. Voici le résumé de ces observations :

Spiller Dominique, âgé de 34 ans, terrassier, n'a fait aucune maladie jusqu'en 1868 ; à cette époque, après une très-vive frayeur pendant une chute qu'il fit accidentellement, il devint jaune. Il rentra à l'hôpital Beaujon, où il fut soigné quelque temps. Lorsqu'il en sortit il était encore jaune, et il l'est toujours resté depuis. Il continua son métier de terrassier sans jamais avoir eu de fièvres intermittentes. En 1870, il sent ses forces diminuer : il a des épistaxis, des saignements fréquents des gencives, des taches de purpura. Il sort de cette crise, qui a duré plusieurs mois, et semble reprendre le dessus ; mais en 1872 sa faiblesse s'accuse davantage, le travail devient impossible, et, après être resté dans divers hôpitaux, il entre en 1874 dans le service de la clinique médicale à l'Hôtel-Dieu, salle Sainte-Jeanne, n° 16. Ses antécédents alcooliques sont soigneusement recherchés ; le malade nie tout excè de boisson. Le volume du ventre est considérable, le foie est très-hypertrophié, sa surface est lisse à la palpation, le lobe droit descend très-bas ; pas d'ascite. La rate est énorme, les gencives sont tuméfiées et saignent au moindre contact, petites hémorrhagies sous-cutanées. Les urines ne contiennent pas d'albumine. Le cœur n'offre pas de lésions manifestes. Le malade est très-amaigri, cachectique. L'examen microscopique du sang montre que les globules rouges sont inégaux, prompts à s'altérer et diminués de nombre. La numération des globules au moyen de l'appareil de Malassez donne seulement 3,997,000 globules rouges par millimètre cube de sang. Les globules blancs ne sont pas en excès.

Le second malade, Victor (Jean), âgé de 23 ans, est couché au n° 18 de la salle Sainte-Jeanne. Il est né dans le Milanais, et jusqu'à l'âge de 15 ans il a eu de nombreux accès de fièvre intermittente. Depuis l'âge de 12 ans il est sujet à de fréquents saignements de nez ; son ictère est survenu à l'âge de 17 ans, sans cause appréciable ; depuis il a toujours persisté ; les accès de fièvre intermittente n'ont pas reparu. Le malade entre dans les salles en 1873; il est petit, cachectique; il a l'aspect d'un vieillard ; ses membres supérieurs sont grêles, l'abdomen est très-developpé. Le foie est énorme ; la rate est également très-hypertrophiée, mais leur surface est lisse, sans inégalité ; il y a un épanchement notable de sérosité dans le péritoine, de l'œdème autour des malléoles. Depuis un an que le malade est à l'hôpital, son état s'est aggravé ; il s'est développé un état fébrile, avec épistaxis fréquentes et même hématémèse. Les gencives sont tuméfiées et saignent facilement. Les ganglions sont hypertrophiés. Toutefois, depuis quelques mois (décembre 1874), il semble que ses forces soient un peu revenues. A l'examen microscopique du sang on voit que les globules sont inégaux, déformés, de nombreuses granulations noirâtres se rencontrent dans le sang, des globules sont chargés de matière pigmentaire. Il n'y a pas excès de globules blancs; presque tous ceux qui se trouvaient dans le champ du microscope étaient pigmentés. La numération des globules rouges par l'appareil Malassez donne seulement 2,078,000 globules par millimètre cube de sang.

La cholestérine fut dosée dans le sang de ces deux malades atteints d'ictère chronique; on trouva que le sang veineux retiré au bras contenait, pour le n° 16, 1 gr. 32 de cholestérine pour 1,000 cc., et 1 gr. 40 pour le n° 18. Ces chiffres sont considérables ; car, chez un homme jeune et sain, Becquerel et Rodier ont trouvé que la cholestérine contenue dans un litre de sang ne s'élevait pas au-dessus de 0 gr. 751. Si on admet ce dernier chiffre comme normal, on voit que le sang des malades de M. Béhier contenait deux fois plus de cholestérine qu'à l'état normal. Nous ferons remarquer que les deux analyses du laboratoire de l'Hôtel-Dieu semblent au premier abord donner un appui à la théorie de Austin Flint ; cependant elles doivent être interprétées contre elle. Voici, en effet, 2 malades chez lesquels la proportion de la cholestérine a doublé dans le sang, et cependant ils n'ont pas eu d'ictère grave.

Toutes les théories précédentes qui placent dans la bile ou dans quelques-uns de ses éléments la cause de l'ictère grave, ne peuvent résoudre la question d'une manière satisfaisante. Ne doit-on pas alors se demander si une perturbation dans les autres fonctions du foie ne donnerait pas mieux la clef des phénomènes. On sait, en effet, depuis les admirables travaux de Bernard, qu'outre sa fonction biliaire, cet organe possède encore la fonction glycogénique, et que, récemment encore, on a attribué au foie un rôle important dans la formation de l'urée. Ce sont là de nouveaux éléments à introduire dans la question de l'ictère grave ; quelle part doit-on leur accorder ? Les observations et les expériences font trop défaut pour que l'on puisse donner une réponse à cette question ; nous ne connaissons, en effet, que les expériences de Legg, qui ont montré qu'après la ligature du canal cholédoque le glycogène fait défaut dans le foie, et que les fonctions glycogéniques de cet organe sont alors assez complètement troublées pour que les lésions bulbaires ne fassent plus apparaître de sucre dans les urines. D'un autre côté, M. Lépine, a près Colrat, a trouvé du sucre dans les urines de malades atteints de lésions graves du parenchyme hépatique, après leur avoir fait prendre 300 à 500 gr. de sucre, tandis qu'il n'en a point trouvé dans les mêmes circonstances chez les individus sains. Dans ces cas où la fonction glycogénique semblait altérée, on n'a point eu d'ictère grave, et ils paraissent défavorables à l'hypothèse précédemment énoncée. D'ailleurs nous ferons remarquer que ce passage du sucre ingéré dans les urines ne peut donner que des renseignements très-incertains sur l'état hépatique. Dans plusieurs cas, à notre connaissance, les expériences ont donné des résultats différents et contradictoires. Chez des cirrhotiques, par exemple, le sucre ingéré passait dans les urines, chez d'autres on n'en trouvait pas trace, et nous savons que plusieurs observateurs ont remarqué que chez le même malade il y avait du sucre dans l'urine ou il n'y en avait pas suivant le moment où on l'avait administré. Lorsqu'il était pris à jeun, le sucre était éliminé par l'urine, pris au contraire après un repas on n'en trouvait pas trace. Là encore rien que d'incertain. La suppression de la formation de l'urée par le foie nous rendrait compte de certains symptômes de l'ictère grave, abaissement de la température, ralentissement du pouls, phénomènes nerveux, mais serait complètement impuissante à en expliquer tous les autres sans lesquels l'ictère n'existe pas. Au reste on peut dire que ce nouvel attribut de la glande hépatique n'est pas encore suffisamment prouvé ; déjà des observations, des analyses contraires à cette théorie ont été relevées et il faut garder toute réserve sur ce point qui menace de n'être pas confirmé.

Aucune explication satisfaisante n'a été donnée des cas d'ictère grave que nous pourrions appeler typiques. Comment interpréter ceux où il y a ictère grave sans ictère ? Frerichs les a signalés : « En dehors, dit-il, de l'atrophie jaune aiguë et de l'hépatite diffuse, il y a d'autres états morbides qui après avoir causé la désorganisation du tissu du foie et arrêté par suite l'exercice de son activité fonctionnelle, peuvent aux phénomènes d'intoxication, les symptômes sont analogues aux symptômes de l'ictère grave et l'*ictère peut faire complètement défaut*. » Nous citerons à l'appui, à cause de son importance, l'observation suivante empruntée à Frerichs.

F. Radesey, relieur, âgé de 59 ans, vient à l'hôpital le 4 décembre 1854 avec un œdème considérable des pieds et une ascite. Cœur et poumon à l'état normal, pas d'obscurité de son appréciable à la région hépatique. Le volume de la rate ne peut être déterminé à cause de la situation anormale de l'organe ; les veines du côté droit de l'abdomen sont considérablement dilatées, appétit conservé, selles claires et pâles, urine rare, rouge, sans albumine. Le malade avoue avoir bu antérieurement beaucoup d'eau-de-vie, il ne reconnaît pas d'autre cause à sa maladie.

Prescription : décoction de coloquinte. Des évacuations liquides copieuses diminuent le volume du ventre ; le malade se sent plus alerte.

Le 17. Survient tout à coup une perte de sentiment dont on ne peut le faire sortir ; visage pâle et abattu, pupilles de grandeur normale et mobiles, 70 pulsations développées, selles involontaires, pas de vomissements.

Prescription : infusion de fleurs d'arnica avec esprit de nitre éthéré.

Le 18. Grande agitation, cris inarticulés, absence complète de conscience, pouls à 90, 22 respirations.

Vers midi on s'aperçoit que la bouche est tirée à droite comme dans la paralysie du nerf facial.

Le 19. Pouls à 120, coma profond, respiration stortoreuse.

Le 20. Râles trachéaux. Mort vers midi.

Foie petit, cirrhotique ; les cellules du foie contiennent beaucoup de graisse et sont en partie chargées de pigment. Grains de leucine.

Frerichs invoque dans ce cas l'*acholie*, et cette explication est admise par M. le professeur Jaccoud dans le cas rapporté dans sa clinique de Lariboisière. Chez ce malade, il y avait de l'ictère, et c'est au moment où celui-ci disparaît que surviennent les accidents graves. L'acholie, ou suppression de la sécrétion biliaire, est déterminée par la destruction des cellules hépathiques, d'où abolition de la sécrétion et développement des symptômes d'intoxication du sang. Cet empoisonnement serait dû à la rétention dans le sang des matériaux de la bile par suite de la cessation de l'activité hépatique. A cette cause, on devrait peut-être ajouter des troubles dans la sécrétion rénale.

Cette théorie de l'acholie ne peut expliquer qu'un petit nombre de cas et n'indique que d'une manière vague la nature du poison. D'autre part, il est des cas où on a observé la destruction presque complète de l'organe hépatique (Kaspel, *Maladies des pays chauds, hépatite*) sans qu'il y ait des phénomènes d'ictère grave. Et cependant, dans ces cas, la sécrétion biliaire était interrompue, et le sang devait être chargé des matériaux de la bile. Dans l'ictère chronique par oblitération des vois biliaires, les mêmes matières restent accumulées dans le sang sans amener une terminaison fatale. Peut-on dire que dans ces cas il y a des voies d'élimination du toxique, et que si elles se trouvent brusquement fermées, l'ictère grave se développe? Il se passerait alors quelque chose d'analogue à ce que l'on observe dans certains cas d'urémie semblables au suivant cité par Bartels : Un homme atteint de néphrite interstitielle maintient normale la sécrétion urinaire, grâce à une hypertrophie du cœur gauche ; il survient une endocardite, le fonctionnement du cœur est entravé, la lésion du rein n'est plus compensée et les accidents urémiques se déclarent. La rareté des altérations des reins dans l'ictère grave ne permet pas de croire qu'ils soient la porte d'élimination du poison et que l'arrêt de leur fonctionnement ait causé tout le mal, comme le veut Leyden. L'acholie inventée pour expliquer des cas particuliers n'y peut même pas suffire, nous ne pouvons donc que répéter pour elle ce que nous avons dit pour tant d'autres théories.

Enfin, on a voulu voir dans la suppression de la sueur

chez les ictériques une cause de l'ictère grave qui survient quelquefois chez eux. Chomel, Andral, Cheyne ont constaté l'élimination de la matière colorante biliaire par la sueur dans l'ictère ; mais outre que la quantité ainsi éliminée est très-faible, nous savons que ces matières colorantes ne sont point toxiques, on ne peut donc point accuser leur séjour dans le sans. On a fait jouer aussi à la salive le rôle que l'on avait attribué à la sueur, nous repousserons cette opinion pour les mêmes raisons.

En résumé, aucune des théories exposées ne peut être définitivement admise. Les unes ne rendent compte ni de tous les cas ni de tous les phénomènes, les autres ne sont fondées que sur des hypothèses non confirmées. Nous admettons qu'une intoxication du sang peut seule produire les accidents observés. Mais la nature du poison est absolument inconnue. Quel est l'agent toxique qui existe dans l'ictère grave et qui ne se trouve pas dans l'ictère simple ? Nous pouvons dire que quelquefois il semble naître sous l'influence d'une perturbation fonctionnelle du foie, mais il est impossible d'en préciser la nature. De plus, la composition complexe de la bile, l'importance et la pluralité des fonctions attribués au foie mettent les observateurs en présence de nombreuses difficultés dont la solution est encore loin. Parmi toutes les substances y en a-t-il une dont la rétention dans le sang agisse comme celle de l'urée ou des matières extratives dans l'urémie? Les expériences qui ont été faites ne permettent pas, nous l'avons vu, une semblable conclusion.

L'ictère grave est un syndrome commun à plusieurs maladies, symptomatique pour M. le prof. G. Sée de plusieurs états morbides caractérisés :

1° Par un ictère plus ou moins intense ;

2° Par la présence dans l'urine, tantôt de la bile elle-même, tantôt de la bile et des produits de décomposition des matières albuminoïdes. Leucine, tyrosine, et enfin de l'albumine et du sang;

3° Par des hémorrhagies multiples surtout gastro-intestinales et des pétéchies.

4° Toujours par des accidents nerveux tels que coma, stupeur.

L'association de la doctrine de la transformation hémato-biliaire et de l'action des acides biliaires explique les phénomènes caractéristiques des ictères graves, mieux et plus complètement que les autres théories. Est-ce à dire que c'est elle que nous adopterons? Non assurément, car si elle s'appuie sur quelques expériences, elle n'est pas plus que les autres exempte du reproche de partir d'une hypothèse. La transformation hémato-biliaire est-elle la cause, est-elle l'effet? Les acides biliaires sont-ils les seules substances biliaires à considérer? Voici des questions essentielles auxquelles elle ne répond pas. Aussi à la fin de cette étude repéterons-nous ce que nous disions au début. Nous n'avons pas fait uu travail original, surtout nous ne proposerons pas de nouvelles hypothèses, nous avons simplement rassemblé et discuté les pièces d'un procès encore loin d'être jugé. Ces quelques pages pourront être utiles à ceux qui cherchent le résumé d'une question obscurcie par le grand nombre des faits et des explications contradictoires.

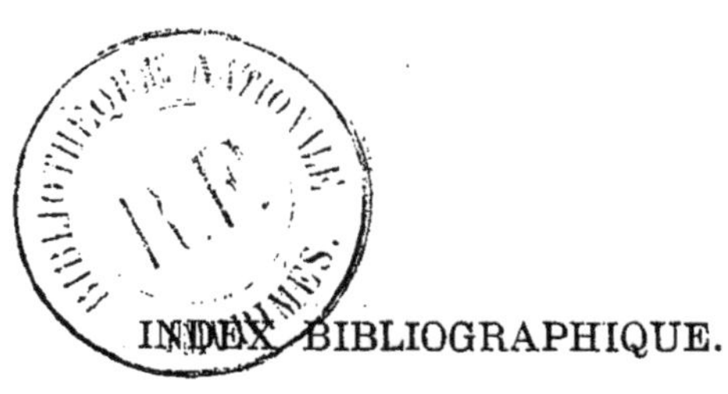

INDEX BIBLIOGRAPHIQUE.

Aron. — De l'ictère grave de cause alcoolique (Gasette hebdomadaire, 1869, n° 47.)

Blachez. — De l'ictère grave. Thèse d'agrégation. Paris 1860.

Budd. — Diseases of the liver. 1845.

Bright. — Guy's hospital reports, t. I.

Charcot. — Leçons sur le foie.

Davidson. — Ictère mortel au 7° mois de grossesse avec issue fatale.
(Monatschrift für Geburtskunde, vol. XXX. p. 452.)

Feltz et Ritter. — Action sur l'économie des dérivés des acides
biliaires, des matières colorantes de la bile et de la cholestérine. (Comptes-rendus de l'Académie des sciences, t. LXIX
p. 1415.)

— Action des sels des accides biliaires. (Comptes-rendus des
séances de l'Académie des sciences, t. LXXIX, p. 131.

— Recherches sur les effets de la ligature du canal cholédoque et
sur l'état du sang dans les ictères malins (Comptes-rendus,
t. LXXX, p. 675.)

— De l'apparition des sels biliaires dans le sang et les urines,
déterminée par certaines formes d'empoisonnement. (Comptes-
rendus de l'Académie des sciences, t. LXXXI, p. 783.

Frerichs. — Klinik der Leberkrankheiten, 1858.

E. Fritz. — Note sur un cas d'ictère grave. (*Gazette des Hôpitaux*,
numéros 21 et 23.

F. Gayda. — Quelques réflexions sur l'ictère grave, thèse Strasbourg, 1867.

E. Hervieux. — Ictère puerpéral. (*Gazette médicale de Paris*, 1867,
numéros 14, 16, 19, 20.)

Horacsek. — Die Gallige Dyscrasie. Vienne 1843.

Jaccoud. — Cliniques de Lariboisière, p. 531 et suivantes.

Laborde. — De l'ictère, thèse pour l'agrégation, 1869.

Lavallée. — Cas d'ictère grave. (Bulletin de thérapentique, 30 no-
vembre 1875, p. 465.)

Leyden. — Beitrœge zur pathologie des Icterus, Berlin, 1866,
p. 83.

Magnin. — Sur les accidents de la lithiase biliaire, thèse Paris 1869.

Monneret. — Sur un nouveau cas d'ictère hémorrhagique essentiel.
(Archives générales de médecine, 1862.)

H. Mollière. — Etudes cliniques sur la physiologie pathologique, de l'ictère grave. (Lyon médical, 1875, numéros 5 et 6.)

Morand. — Observation d'ictère grave. (Gazette des Hôpitaux, 1873 p. 162.)

Morgagni. — De sedibus et causis morborum. Traduction. Paris, 1828.

Murchison. — Clinical lectures of diseases of the liver, jaund ice and abdominal dropisy.

Ozanam. — De la forme grave de l'ictère essentiel, thèse Paris 1849.

Pagès. — Accumulation de la cholestérine dans le sang, thèse Strasbourg, 1869.

Proust. — Du genre morbide de l'ictère grave, thèse Paris 1867.

Stehberger. — Deux cas d'atrophie jaune aiguë avec stéatose rénale. (Archive für Heilkunde, 1866.)

G. See. — Cliniques professées à la Charité.

Tincelin. — Coup d'œil sur le rôle physiologique des principes biliaires les plus importants et sur le rôle pathologique qu'on leur assigne dans les accidents nerveux de l'ictère. Thèse Strasbourg, 1869.

Vallin. — Contribution à l'anatomie pathologique de l'ictère grave. *Gazette hebdomadaire*, p. 487.

Vulpian. — Leçons sur la bile.

Waast Grollemund. — Etude expérimentale de l'action des acides biliaires sur l'organisme, thèse Strasbourg.

Paris. — A. Parent, imprimeur de la Faculté de Médecine, rue M.-le-Prince, 29-31

T'OUNG-PAO.

Tirage à part.

Extrait du T'oung pao
Série II, vol. V, p. 468 - 503.

Leide, E. J. Brill, 1904.

BULLETIN CRITIQUE.

Paul Pelliot: *Deux itinéraires de Chine en Inde à la fin du VIIIe siècle* (Bulletin de l'Ecole française d'Extrême-Orient, tome IV. Janvier-Juin 1904, p. 131—413).

Pour expliquer deux itinéraires de Chine en Inde et deux itinéraires en Indo-Chine, qui tiennent tous quatre en quelques lignes, M. Pelliot a écrit un volume de près de trois cents pages. Ce seul fait suffit à montrer quelles discussions minutieuses sont nécessaires lorsqu'on veut arriver à déterminer la valeur exacte des témoignages chinois concernant les pays étrangers. Quoique ardue, la tâche vaut cependant qu'on l'entreprenne, car les résultats qui lui sont promis sont d'une haute importance: plus on étudie en effet la littérature Chinoise, plus on se convainc qu'elle est un foyer de lumière scientifique dont le rayonnement s'étend bien au-delà de l'Extrême-Orient; c'est en elle que la chronologie et la géographie historique de l'Asie centrale, de l'Inde et de l'Indo-Chine trouvent les points de repère inébranlables autour desquels s'ordonnent peu à peu les connaissances qui nous sont fournies par d'autres sources.

M. Pelliot était mieux qualifié que personne pour mener à bien les recherches qu'il a entreprises. On admirera dans son beau mémoire l'aisance avec laquelle il se meut au milieu d'une masse de textes vraiment formidable, l'érudition profonde qui lui rend

familières toutes les publications concernant la géographie et l'histoire de la Chine, de l'Indo-Chine et de l'Inde, la rigueur avec
laquelle il détermine les lois phonétiques qui président aux transcriptions des mots étrangers en Chinois, l'exactitude qu'il met à
citer les ouvrages Chinois en indiquant tonjours la date à laquelle ils
ont été composés et l'édition dont il se sert, la lucidité parfaite de
ses raisonnements qui traitent souvent de problèmes presque inextricables, la rectitude de jugement qui lui suggère dans les cas les
plus difficiles les solutions les plus vraisemblables.

Les itinéraires qu'étudie M. Pelliot ont été rédigés pendant la
période *tcheng-yuan* (785—805) par le célèbre géographe *Kia Tan*
賈 耽. Le premier va de Hanoï en Inde à travers le Yun-nan,
la Birmanie et l'Assam; M. Pelliot le compare avec divers itinéraires
du *Man chou* 蠻 書 (écrit vers 860); il montre le rôle considérable que joua dans l'histoire la route de Chine en Inde par la
Birmanie; il fait voir quelles sont les traces d'influence birmane
qu'on peut relever dans les civilisations des anciens royaumes yunnanais de *Nan-tchao* et de *Ta-li*. — Le second itinéraire va du Tonkin
à la capitale du Champa; il fournit à M. Pelliot l'occasion d'émettre
des vues neuves et très intéressantes sur la situation des capitales
successives du Champa. — Un troisième itinéraire fort obscur part
du Tonkin, franchit la chaîne annamitique, et, par le bassin du
Mékong, descend au Cambodge. — Enfin le quatrième itinéraire est
celui de la route maritime qui mène de Canton en Inde; il évoque
tous les problèmes que suscite la navigation des Chinois le long
des côtes de l'Indo-Chine, au milieu des détroits et à travers
l'Océan Indien; dans le texte chinois, cet itinéraire aboutit à Bagdad, mais M. Pelliot ne le suit que jusqu'au cap Comorin; nous
espérons qu'il aura quelque jour l'occasion d'achever la dernière
partie de sa tâche.

Dans un ouvrage aussi considérable on ne peut tout passer en revue; je me bornerai à indiquer brièvement quelques points sur lesquels je me hasarde à n'être pas du même avis que M. Pelliot.

M. Pelliot (p. 164) émet l'opinion que le titre de mahārāja qui fut reconnu en 1254 par Mangou khan à l'ex-roi de *Ta-li* doit avoir été anciennement porté par les princes du *Nan-tchao*, puis par ceux de *Ta-li*; la supposition est vraisemblable, car on ne voit pas pourquoi, s'il en était autrement, l'Empereur mongol aurait imaginé de conférer ce titre hindou au prince qu'il venait de vaincre. M. Pelliot cherche à prouver son dire en rappelant que, d'après certains ouvrages Chinois, le titre de *mo-ho-ts'o* 摩訶嵯 (mahārāja) est attribué à un souverain de la famille *Mong*, c'est-à-dire du *Nan-tchao*, sur une stèle commémorant un pacte conclu entre ce prince et les trente-sept tribus du *Yun-nan* oriental. M. Pelliot a cependant lui même soupçonné que ce témoignage n'avait peut-être pas grande autorité; je crois pouvoir établir qu'il n'en a aucune: la stèle à laquelle il est fait ici allusion [1]) existe encore aujourd'hui; elle provient de l'ancienne ville de *Che-tch'eng* 石城, à une vingtaine de *li* au nord de la ville préfectorale de *K'iu-tsing* 曲靖; elle est reproduite dans le chap. CLX du *Kin che ts'ouei pien*. La date qu'elle porte est exprimée comme suit; 明政三年歲次辛未 «la troisième année *ming-tcheng*, le rang de l'année étant *sin-wei*»; cette indication des caractères cycliques permet de la rapporter à l'année 971 ap. J.-C. Aussitôt après cette date, le texte du *Kin che ts'ouei pien* donne les trois caractères 宣諭踞; ce sont apparemment ces trois mots qui ont été lus 摩訶嵯 par quelque épigraphiste novice; un estampage seul de la stèle nous permettrait de dire si la confusion était réellement

---

1) D'après les textes cités par Pelliot (p. 164, n. 3 et n. 4), il y aurait deux stèles parlant d'un traité avec les trente-sept tribus et c'est dans la première que le titre de *mo-ho-ts'o* apparaîtrait. Le *Nan tchao ye che* (trad. Sainson, p. 198 et 213) est moins explicite, et ne parle pas des trente-sept tribus à propos de la première inscription. On peut se demander s'il y a bien réellement deux stèles différentes.

possible; en tous cas, cette explication est la seule que je trouve à l'affirmation erronnée que le titre de *mo-ho-ts'o* (mahārāja) figurait dans cette inscription.

Les trente-sept tribus dont parle la stèle de 971 formaient une confédération qui occupait la partie orientale du *Yun-nan* et qui n'était qu' à moitié soumise aux princes de *Ta-li*. Ces trente-sept tribus étaient ce qu'on appelait des *Man* noirs 烏蠻部落三十七, comme on le lit dans l'inscription de 1304 sur la conquête du *Yun-nan* (*Tien hi*, VIII, 2, p. 37 r°). C'est ce nom de *Man* noirs qui est l'origine du terme de Karadjang par lequel les Mongols désignèrent la plus grande partie du *Yun-nan*; «les Karadjang, ce sont les *Man* noirs» 合剌章蓋烏蠻也, dit formellement le *Yuan che* (chap. CXXI, p. 3 r°). M. Pelliot me paraît avoir tort quand il écrit (p. 159): «Les Karajang seraient donc au sens large tous les peuples soumis au Nan-tchao, et aussi bien ceux de Yunnansen où le Nan-tchao avait sa seconde capitale que ceux de Ta-li où fut toujours sa véritable métropole, mais au sens étroit ce terme désignerait la vallée de Ta-li, berceau du Nan-tchao». C'est le contraire qui est vrai: au sens étroit, le terme Karadjang s'applique au territoire des 37 tribus des *Man* noirs dont la capitale était la ville de *Ya-tch'e*, le Yachi de Marco Polo, l'actuel *Yun-nan fou*; nous lisons en effet dans la biographie d'Ouriangkadai (*Yuan che*, chap. CXXI, p. 3 r°) que ce général «arriva à la ville de *Ya-tch'e* qui était la capitale des *Man* noirs» 至烏蠻所都押赤城. Au sens large, le Karadjang embrasse, non-seulement *Yun-nan fou*, mais aussi *Ta-li* qui est, d'après Marco Polo, une autre capitale du Carajan.

La biographie d'Ouriangkadai (*Yuan-che*, chap. CXXI, p. 3 r°) nous permet encore de signaler une confusion qui s'est souvent produite entre la capitale des *Man* noirs qui était *Ya-tch'e* 押赤 et la seconde capitale du royaume de *Nan-tchao*, puis de *Ta-li*, qui fut appelée d'abord *Tche-tong* 拓東, et, plus tard, *Chan-chan* 善闡. En effet, cette biographie nous montre Ouriangkadai commençant par s'emparer de la capitale secondaire du royaume de *Ta-li*, *Chan-chan* 取附都善闡, et n'arrivant qu'ensuite à *Ya-tch'e* 押赤, capitale des *Man* noirs; cette dernière ville touchait au lac de *Tien* et était entourée d'eau de trois côtés 城際滇池三面皆水. Il est bien vraisemblable que cette ville de *Ya-tch'e*, le Yachi de Marco Polo, est *Yun-nan fou*. Mais alors nous ne pouvons plus placer *Tche-tong* (*Chan-chan*) à *Yun-nan fou*, puisque *Chan-chan* doit être nécessairement une localité distincte de *Ya-tch'e*. Je crois donc que M. Pelliot a tort d'accepter (p. 368, n. 1) l'identification traditionnelle de *Chan-chan* avec *Yun-nan fou*. Si *Chan-chan* n'est pas *Yun-nan fou*, où faudra-t-il le situer? Je ne puis répondre qu'avec un texte du *Nan tchao ye che* (trad. Sainson, p. 17 et p. 47) qui place *Tche-tong* (*Chan-chan*) à *P'ing ting hiang* 平定鄉, au nord de *Kouen-yang tcheou* 昆陽州; quoique ce témoignage n'ait pas grande autorité, il me paraît susceptible de s'accorder avec l'itinéraire de *Kia Tan*; il suffit en effet d'admettre que le voyageur, pour aller de *Tsin-ning* 晉寧 à *Ngan-ning* 安寧, contournait le lac de *Tien* par le sud au lieu de le contourner par le nord. Mais je n'ai pas à ma disposition des moyens suffisants d'information pour arriver à une certitude; je me borne donc à poser la question en indiquant que, puisque *Ya-tch'e* et *Chan-chan* sont deux localités distinctes, il est impossible de les identifier toutes deux avec *Yun-nan fou*.

Enfin, je crois que, dans la discussion sur la seconde route de Birmanie en Assam, M. Pelliot (p. 179) refuse un peu trop délibérément de prendre en considération la voie septentrionale par la haute vallée du Chindwin. Cette voie, en effet, est fort importante, et la passe Patkoi, qui peut être traversée par des éléphants est un des principaux moyens de communication entre le bassin de l'Iraouaddy et celui du Brahmapoutre (cf. *Proceedings of the Roy. geogr. Soc.*, vol. IX, 1887, p. 19—42 et vol. X, 1888, p. 377—378).

Ed. CHAVANNES.

CAMILLE SAINSON: *Nan tchao ye che. Histoire particulière du Nan-tchao* (in-8 de III et 294 p., avec une carte hors texte. Paris, Leroux, 1904. Forme le tome 4 de la Ve série des publications de l'Ecole des Langues orientales).

Le *Nan tchao ye che* 南 詔 野 史 est une histoire générale de la région qui forme aujoud'hui la province de *Yun-nan* 雲 南 ; écrit en 1550 par *Yang Chen* 楊 慎, il a été revu en 1775 par *Hou Wei* 胡 蔚 qui y a ajouté quelques notes et un chapitre additionnel sur les événements de 1551 à 1659. La valeur scientifique de cet ouvrage chinois n'est pas considérable; on y chercherait vainement, soit un effort critique pour déterminer l'origine d'une tradition, soit des recherches approfondies pour mettre au jour des documents inédits, soit des observations personnelles sur le *Yun-nan* à l'époque où vivait l'auteur; c'est un travail de seconde main qui ne dispense pas de recourir aux histoires canoniques et aux autres moyens d'information que nous pouvons avoir. Ces réserves faites, nous reconnaissons volontiers que ce livre présente un exposé lucide et complet des destinées du *Yun-nan* depuis les temps les plus anciens jusqu'à la fin des *Ming*. M. SAINSON a eu raison de mettre à la portée de tous ce bon et utile manuel, puisque son but était de faire pénétrer en France des notions exactes sur un pays où nos intérêts sont engagés et deviendront de plus en plus importants. J'ajouterai que la publication de M. Sainson est très consciencieuse et mérite nos éloges; les critiques que j'aurai à formuler ne sont point destinées à mettre en doute ses indéniables qualités.

J'aurais voulu voir en tête du volume de M. Sainson une notice sur *Yang Chen* 楊 慎. La biographie de cet auteur se trouve dans le chapitre CXCII de l'Histoire des *Ming*. Il vécut de 1488 à 1559; son appellation était *Yong-sieou* 用修. Il était le fils de *Yang T'ing-ho* 楊廷和, qui avait occupé les plus hautes positions à la cour, et lui-même était destiné, par ses talents littéraires, à fournir une glorieuse carrière si un évènement malheureux n'était pas venu briser sa vie. En 1524, il était fonctionnaire dans le *Han lin yuan* lorsqu'une décision impériale plaça à la tête de cette institution deux hommes dont la nomination indigna *Yang Chen* et ses collègues; ils protestèrent, au nom de l'orthodoxie de *Tchou Hi* contre la consécration officielle de doctrines qu'ils jugeaient funestes. L'empereur s'irrita de cette opposition; il fit bâtonner les récalcitrants et condamna à l'exil trois des plus obstinés; c'est ainsi que *Yang Chen* fut banni à *Yong-tch'ang* 永昌, dans le *Yun-nan*. Il resta jusqu'à sa mort, c'est-à-dire pendant trente-six ans, soit dans le *Yun-nan*, soit dans le *Sseu-tch'ouan*. La préface du *Nan tchao ye che* étant datée de l'automne de l'année 1550, on voit qu'il la composa à l'âge de soixante-deux ans, après un séjour de vingt-sept années dans le pays dont il avait entrepris de raconter l'histoire.

Voici maintenant les passages sur lesquels j'aurais à soumettre quelques observations à M. Sainson:

p. 16: 又設九爽之名。爽省也。功爽主官人。宗爽主戶籍。萬爽主財用。慈爽主禮。引爽主賓客。幕爽主兵。罰爽主刑。厥爽主工作。禾爽主商賈。皆清平官酋望大軍將兼之。

M. Sainson ponctue d'une manière différente et traduit: «On a encore établi neuf fonctionnaires qualifiés chouang, par suite de leur mérite supérieur. Ce sont le *chouang-tchou-kouan-jen-tsong*, le *chouang-tchou-hou-tsi-wan*, le *chouang-tchou-ts'ai-yong-ts'eu*, le *chouang-tchou-li-yin*, le *chouang-tchou-pin-k'o-mouo*, le *chouang-tchou-ping-fa*, le *chouang-tchou-hing-kiue*, le *chouang-tchou-kong-tso-ho*, et le *chouang-tchou-chang-kou*. Ils vont de pair avec les *ts'ing-p'ing-kouan*, les *ts'ieou-wang* et les *ta-kiun-tsiang*». Il suffit de se reporter au texte du *T'ang chou* (chap. CCXXII, a, p. 1 r°) pour reconnaître que la ponctuation est en réalité celle que j'ai indiquée plus haut; il faut donc traduire: «on a encore institué les titres des neuf *chouang*; *chouang* signifie contrôleur (爽猶言省也, dit le *T'ang chou*)[1]). Le contrôleur des mérites préside aux fonctionnaires; le contrôleur des clans préside au cens; le contrôleur des sommes (? peut-être le mot *wan* est il une transcription) préside aux dépenses; le contrôleur de l'affection préside aux rites; le contrôleur qui introduit préside aux hôtes étrangers; le contrôleur des tentes préside aux soldats; le contrôleur des punitions préside aux châtiments; le contrôleur *kiue* préside aux travaux publics; le contrôleur des céréales préside au commerce. Toutes ces fonctions sont exercées par des gens ayant concurremment les titres de *ts'ing-p'ing-kouan*, de *ts'ieou-wang* ou de *ta-kiun-tsiang*.» Le texte devient ainsi parfaitement intelligible; peut-être même l'est-il trop et certaines modifications apportées par *Yang Chen* aux leçons du *T'ang chou* paraissent bien n'être que des changements arbitraires destinés à rendre la phrase plus claire; c'est ainsi que le nom du 宗爽 est écrit 琮爽 dans le *T'ang chou*; le mot 琮 n'offre ici aucun sens et semble être une transcription d'un nom étranger; on ne peut donc pas le traduire, et, au lieu de «contrôleur des clans», il faudra lire «contrôleur *ts'ong*».

p. 16. M. SAINSON écrit: «On a aussi établi, au *Nan-tchao*, trois *t'ouo-kiu*; le *t'ouo-tchou-ts'ang-lin-k'i*, le *t'ouo-tchou-ma-lou*, le *t'ouo-tchou-nieou*». Ici encore la ponctuation est inexacte; il faut lire: 又立三託。巨託主倉廩。氣託主馬。祿託主牛。

---

1) Le *T'ang chou* dit encore: 督爽總三省也. Cette phrase assez obscure me paraît signifier: «contrôler et rendre clair, cela comprend l'ensemble des trois examens». L'expression «les trois examens» s'explique par un texte du *Louen yu* (I, 4), et ce témoignage du *T'ang chou* nous prouve que le mot 爽 a bien ici le sens de «rendre clair», et par suite «contrôler» 督 ou «examiner» 省 (lu *sing*).

«On a aussi établi trois *t'ouo*: le *kiu-t'ouo* s'occupe des greniers; le *k'i-t'ouo* s'occupe des chevaux; le *lou-t'ouo* s'occupe des boeufs». Cette ponctuation est justifiée par le texte du *T'ang chou* (chap. CCXXII, a, p. 1 r°), qui intervertit l'ordre de l'énumération et qui dit: 乞託主馬。祿託主牛。巨託主倉廩.

p. 19. 王之親兵曰朱弩伕苴。伕苴韋帶也。 SAINSON: «Les gardes particuliers du roi s'appellent *tchou-nou-k'iu-ts'iu* et *k'iu-ts'iu-wei-tai*». En note, le traducteur ajoute que ces deux termes signifient gardes aux arbalètes rouges et gardes aux ceintures de cuir. — Il faut traduire: «Les gardes particuliers du roi s'appellent *tchou-nou-k'iu-ts'iu*. *K'iu-ts'iu* signifie ceinture de cuir».

p. 27. 會秦司馬錯攻楚。黔中道塞。 SAINSON: «Mais le généralissime de *Ts'in* avait attaqué et détruit *Tch'ou*, les routes du *K'ien-tchong* étaient fermées». En note, le traducteur indique que le généralissime de *Ts'in* était *Wang Tsien*. — En réalité, 司馬 *sseu-ma* n'est pas ici un nom de fonction; c'est un nom de famille qui est suivi d'un nom personnel, *Ts'o*; *Sseu-ma Ts'o* est en effet le général de *Ts'in* qui, en 280 av. J.-C., conquit le *K'ien-tchong*, territoire de *Tch'ou* (cf. *Sseu-ma Ts'ien*, trad. fr., t. II, p. 86). Il faut donc traduire: «Sur ces entrefaites, *Sseu-ma Ts'o*, (général) de *Ts'in*, attaqua *Tch'ou*, et la route du *K'ien-tchong* fut fermée».

p. 30. Une note aurait été utile pour signaler le jeu de mots de la phrase 萬歲之後勝我者過此 qui paraît signifier: «c'est dans dix mille ans que celui qui triomphera de moi passera par ici», mais qui peut aussi être entendue comme une prédiction de la venue de *Che Wan-souei*: «C'est quand aura apparu *Wan-souei* que celui qui triomphera de moi passera par ici».

p. 31, 32, 33, 51, 76. Les *nien-hao* 貞觀, 貞元, 貞明 sont transcrits *tchen-kouan, tchen-yuan, tchen-ming*, tandisqu'il faut écrire *tcheng-kouan, tcheng-yuan, tcheng-ming*. Il semble qu'on ait fait une confusion entre les caractères 貞 *tcheng* et 眞 *tchen*.

p. 39. 宮人 signifie «le harem», et non «les gens du palais».

p. 39. Le titre 開府義同三司 a été expliqué par PELLIOT (BEFEO, t. III, p. 607, n. 7). Il n'est guère possible de le traduire, et, en tous cas, il ne saurait signifier «gouverneur de province, égal en rang aux trois grands dignitaires».

p. 39. 金鈿帶七事. SAINSON: «Une ceinture où étaient attachés sept ornements d'or». Lisez: «Une ceinture à ornements d'or et les sept objets». J'ai donné l'énumération de ces sept objets dans le *T'oung pao*, Mars 1904, p. 36, n. 4.

p. 51. 勿登大鬼主苴夢衝兩林都大鬼主苴那時. SAINSON: «Le *ta-kouei-tchou-ts'iu* de *Wou-teng* et les *ta-kouei-tchou-ts'iu* de *Mong-tch'ong* et *Leang-lin-tou*». Il faut traduire: *Ts'iu-mong-tch'ong*, *ta-kouei-tchou* de *Wou-teng*, et *Ts'iu-na-che*, *ta-kouei-tchou* suprême de *Leang-lin*». Les noms de *Ts'iu-mong-tch'ong* et de *Ts'iu-na-che* se retrouvent dans la biographie de *Wei Kao* (*T'ang chou*, chap. CLVIII, p. 1 v°). Le titre de *kouei-tchou* paraît d'ailleurs indiquer que l'autorité était exercée chez les tribus barbares du Sud-Ouest de la Chine par des sorciers analogues à ceux qui existent encore de nos jours chez certaines tribus sauvages de l'Indo-Chine, tels les deux Sadètes chez les Djiarais (cf. *T'oung pao*, Mai 1904, p. 228).

p. 62. SAINSON: «Il y avait anciennement, sur le sommet d'une de ses tours, une colonne de fer portant gravée l'inscription suivante: «Dans la 6e année *tchen-kouan* (632), l'officier *Tch'e King-to* a construit ce temple pour qu'il dure longtemps». — Le mot 尉, que M. Sainson traduit comme signifiant «l'officier» fait partie du nom de *Wei-tch'e King-tö* (voyez plus haut, p. 360, n. 1). L'inscription de la colonne de fer était donc conçue comme suit: «La sixième année *tcheng-kouan* (632), *Wei-tch'e King-tö* a surveillé la construction». Puis l'auteur du *Nan tchao ye che* ajoute cette réflexion: 蓋寺之建久矣 «c'est (la preuve) que ce temple a été fondé depuis longtemps».

p. 63. SAINSON: «Le Bouddha couché de *Yong-tch'ang*, qui avait six *tchang* de long». Six *tchang* valent soixante pieds, ce qui est une dimension bien invraisemblable pour une statue. En réalité, les mots 長丈六 signifient «long d'un *tchang* et six pieds», soit en tout seize pieds. La mesure de 16 pieds était prescrite pour les statues du Bouddha par la tradition qui voulait que le Bouddha ait eu une taille double de celle des hommes ses contemporains (cf. BEFEO, t. III, p. 392, n. 5). — De même encore le terme 丈六觀音 qui n'est pas traduit par M. SAINSON (p. 79, n. 2), signifie «la statue de *Kouan-yin* qui avait seize pieds de haut».

p. 74, ligne 9. Omission de la phrase: 咸通辛卯十二年立鄯闡王宮. «La douzième année *hien-t'ong*, année *sin-mao* (871), on éleva le palais royal à *Chan-chan*».

p. 74. La colonne de fer fondue en l'année 872 paraît exister encore aujourd'hui; l'inscription qui est gravée sur une de ses faces est reproduite dans le *Kin che sou* 金石索 (*fasc.* 雜器).

p. 75. 吐蕃尚延心嗢末魯褥月等. M. SAINSON renonce à décomposer ces noms et il écrit: «Les *T'ou-fan, Chang-yen-sin-wen-mo-lou-neou-yue* et autres». Dans le chap. CCXVI, *b*, p. 8 r° du *T'ang chou*, on voit cité le chef tibétain *Chang-yen-sin*; d'autre part, à la fin de ce même chapitre, on trouve une petite notice sur les *Wen-mo* 嗢末 ou *Houen-mo* 渾末 qui étaient une tribu asservie aux *T'ou-fan*; le texte qui a embarrassé M. SAINSON doit donc signifier: «Le (chef des) *T'ou-fan, Chang-yen-sin*, et le (chef des) *Wen-mo, Lou-neou-yue*».

p. 81. 鑄佛一萬尊. SAINSON: «Il fit fondre un Bouddha appelé *Wan-tsouen* (= dix mille fois vénérables)». De même, p. 89: 鑄佛萬尊. SAINSON: «Il faisait fondre des Bouddhas dits *wan-tsouen*». — En réalité, le mot 尊 est une particule numérale qui s'applique aux statues bouddhiques, et la phrase signifie, dans les deux cas: «Il fit fondre dix mille statues du Bouddha». Ce nombre ne doit pas nous étonner, car il ne s'agit évidemment que de petites statuettes qu'on coulait dans des moules; *Yi-tsing* (trad. fr., p. 129) nous parle d'un roi de l'Inde orientale qui faisait fabriquer chaque jour cent mille statues en terre moulée.

p. 92. La date de 996 assignée par *Yang Chen* à la composition du *Tch'ouan teng lou* ne concorde pas exactement avec la date de 1006 qui est celle où cet ouvrage fut présenté à l'empereur (cf. BUNYIU NANJIO, *Catalogue*, N° 1524).

p. 106. Il est intéressant d'apprendre que, en l'année 1201, le prince de *Ta-li* se fit donner par les *Song* un exemplaire complet de la traduction chinoise du Tripiṭaka; ce devait être un exemplaire imprimé, mais nous ne savons pas s'il était de l'édition princeps de 972. Il comprenait 1465 ouvrages; le catalogue *tche-yuan lou*, composé entre 1285 et 1287, évalue à 1440 le nombre des ouvrages du Tripiṭaka (cf. BUNYIU NANJIO, *Catalogue*, p. XXII).

p. 115, ligne 8; Au lieu de «124», lisez «1274».

p. 122. SAINSON: «La 2° année *tche-ta* (1309), à la 3ᵉ lune le prince de *Leang*, *Song-chan*, fut atteint de paralysie. Un édit nomma *Lao-ti*, petit-fils de *Ngao-lou-tch'e*, prince de *Si-p'ing* et septième fils de l'empereur, à la charge de soumettre et de gouverner le *Yun-nan*». En note, M. SAINSON ajoute qu'il y a peut-être ici une erreur de généalogie, car *Lao-ti* ne peut être le septième fils de l'empereur *Hai-chan* qui n'eut que deux fils. — La difficulté n'est qu'apparente: lorsque, en 1309, *Song-chan*, qui avait été nommé en 1293, gouverneur du *Yun-nan*, tomba malade, on nomma «à sa place» (代, que M. SAINSON paraît avoir lu 伐 «soumettre»), comme gouverneur du *Yun-nan*, *Lao-ti*, petit-fils de *Ngao-lou-tch'e*, ce dernier ayant eu le titre du roi de *Si-p'ing* et étant le septième fils de l'empereur *Che-tsou* (Koubilaï); cette généalogie est en accord

parfait avec les tableaux de l'histoire des *Yuan* (*Yuan-che*, ch. CVII,
p. 9 r°).

p. 191–192. 卽漢書所謂邪龍雲南山似扶風太乙之狀是也. SAINSON: «C'est de cette chaîne que parle
le *Han-chou* quand il nous dit: «Les monts de *Sie-long* et du
Yun-nan semblent s'incliner en avant pour résister aux vents; ils
ont la forme d'un grand caractère *yi*». — Le texte auquel il est
fait ici allusion se trouve dans le chap. XXXIII, p. 3 r°, du *Heou
Han chou*; après avoir mentionné les préfectures de *Sie-long* 邪龍
et de *Yun-nan* 雲南 qui font partie de la commanderie de *Yong-
tch'ang* 永昌, le *Heou Han chou* décrit les montagnes qui sont sur
le territoire de ces deux préfectures, et dit: 狀如扶風太一.
Fou-fong ou *Yeou Fou-fong* 右扶風 (par opposition à *Tso Fong-yi*
左馮翊) est le nom d'une commanderie de l'époque des *Han*
qui était située à l'Ouest (à droite) de la capitale *Tch'ang-ngan*
(*Si-ngan fou*); on donnait le nom de *T'ai-yi* 太乙 (écrit parfois
太一) à la partie des monts *Tchong-nan* 終南 qui occupaient
la région du *Fou-fong*. Le texte du *Nan tchao ye che* que nous
venons de citer signifie donc: «C'est de cette chaîne que parle le
Han-chou quand il nous dit: Les monts (des préfectures) de *Sie-long*
et de *Yun-nan* ont la forme (des monts) *T'ai-yi* (de la commanderie)
de *Fou-fong*».

p. 194, 203, 205, 207. M. SAINSON traduit l'expression 觀音大士
par «le grand docteur de *Kouan-yin*». En réalité 大士 (mahāsattva)
est une épithète qui s'applique à *Kouan-yin* en personne; c'est ainsi
qu'une des peintures chinoises du Louvre représentant Avalokiteçvara
(*Kouan-yin*), Samantabhadra et Mañjuçrī, est intitulée 三大士像
(cf. *T'oung pao*, Juillet 1904, p. 312–315). Par conséquent, les prodiges
qui sont attribués par le *Nan tchao ye che* au 觀音大士 ont
été accomplis par *Kouan-yin* et c'est l'image de ce Bodhisattva qui

fut gravée, d'après une peinture de *Wou Tao-tseu*, sur une roche à l'Est de *Yong-pei t'ing* (p. 194).

En terminant, j'exprimerai le regret que M. Sainson n'ait pas fait une collation des principales éditions du *Nan tchao ye che*. Le texte dont il s'est servi paraît être notablement différent de celui qui est imprimé dans le *Yun-nan pei tcheng tche* 雲南備徵志, comme on peut s'en convaincre, par exemple, en considérant la liste des cinq principales villes de Birmanie; M. Sainson (p. 67, n.) énumère ces villes comme suit: *Kiang-t'eou* 江頭, *T'ai-kong* (Tagaung) 太公, *Ma-lai-ngan-tcheng-kouo* 馬來安正國, *P'ou-kan* (Pagan) 蒲甘 et *Mien-wang* 緬王; M. Pelliot, qui se sert de l'édition du *Yun-nan pei tcheng tche*, donne, de son côté, la série que voici (BEFEO, t. IV, p. 176, n. 2): 江頭 *Kiang-t'eou* (à peu près Bhamo), 太公 *T'ai-kong* (Tagaung), 馬來 *Ma-lai* (Male), 安正 *Ngan-tcheng* et 蒲甘緬城 *P'ou-kan-mien-tch'eng* (la ville de Mien de Pagan). On voit que l'édition de M. Sainson diffère de celle de M. Pelliot en ce qu'elle ajoute le mot 國 après le nom de *Ngan-tcheng*, et en ce qu'elle écrit 王 au lieu de 城 à la fin de la liste. En présence de variantes aussi importantes, on comprend combien il eût été nécessaire de ne pas s'en tenir à un texte unique et de chercher à rétablir les meilleures leçons par la comparaison des différentes éditions.

Ed. Chavannes.

Dr. L. Wieger. S. J.: *Textes historiques*; 1re partie, 1903; 2de partie, 1904 (in-12 des 1558 pages. Ho-kien fou, Imprimerie de la Mission catholique).

Le P. Wiéger vient de faire paraître le second volume de ses Textes historiques, ou, pour parler plus exactement, la seconde partie du volume dont la première partie avait paru en 1903. Nous sommes ainsi amenés jusqu' à l'année 677 après J.-C. Quoique cet ouvrage ne cite pas ses autorités et qu'il ne fournisse jamais les preuves de ses dires, quoiqu'il considère l'histoire plutôt par le petit côté en la réduisant à une série d'anecdotes, et quoique enfin l'auteur ait agrémenté son récit de réflexions qui sont plus amusantes que profondes, la lecture de ce livre ne pourra manquer d'être profitable. D'une part, en effet, il nous donne une notion fort juste de ce qu'est l'histoire pour la plupart des Chinois instruits, ce peuple réfractaire aux idées générales ne la concevant que sous la forme de la biographie et n'y cherchant que des leçons de morale pratique. D'autre part, le P. Wieger, qui s'efforce de nous faire connaître les Chinois tels qu'ils sont dans la réalité, a bien atteint son but en choisissant des pages où ils nous sont représentés vivant, agissant et pensant. D'ailleurs, tout en s'abstenant des recherches critiques qui n'entraient pas dans le cadre de ses études, le P. Wieger a pris soin de résumer les plus récents travaux des sinologues dans des paragraphes en petit texte qui sont d'excellents essais de vulgarisation faits avec précision et clarté.

Je signalerai ici quelques assertions du P. Wieger qui me paraissent sujettes à caution. A la p. 846, il émet la proposition, communément acceptée autrefois, que les Juifs entrèrent en Chine vers la fin du premier siècle de notre ère. On me permettra de reproduire à ce sujet quelques lignes que j'ai publiées en 1900 dans la Revue de synthèse historique (tome I, p. 296): «C'est une opinion assez généralement répandue que le judaïsme est plus ancien en Chine que le christianisme. Le P. Gaubil pensait que des Israélites entrèrent en Chine au temps des *Tcheou*, c'est-à-dire plus de trois siècles avant notre ère. On a renoncé à soutenir cette thèse, mais on admet volontiers qu'il faut rapporter leur émigration au premier siècle de notre ère. Si l'on s'en tient aux inscriptions de la synagogue de *K'ai-fong fou*, qui viennent d'être publiées et traduites avec beaucoup d'exactitude par le P. Tobar, il ne semble pas que cette seconde manière de voir soit plus plausible que la première; les traditions qui assignent la venue des Juifs, soit à l'époque des *Tcheou*, soit à l'époque des *Han*, sont extrême- ment vagues et ne reposent sur aucun fondement historique; les faits précis n'apparaissent que sous la dynastie *Song*; c'est entre 960 et 1126 que des Juifs venus de l'Inde apportèrent pour la première fois, en tribut à la cour de Chine, des étoffes des pays maritimes occidentaux (*si yang pou*). Les Juifs sont donc arrivés en Chine par mer, et non en traversant l'Asie centrale; ils se sont détachés des colonies israélites établies en Inde; enfin, leur venue ne paraît pas être antérieure à la fin du Xe siècle de notre ère». — A la p. 1387, le P. Wieger admet comme certain que les Chinois ont connu les pays de l'Amérique centrale dès le cinquième siècle de notre ère, et que le bonze *Houei-chen* est venu du Yucatan. Ici encore je ne puis que renvoyer le lecteur à un passage de mon petit article sur les voyageurs chinois (*guide Madrolle, Chine du sud, p. XX*) où j'ai exprimé des idées diamétralement opposées. — A la p. 1404, le P. Wieger dit que le pélerin *Song Yun* passa par la passe Baroghil pour aller dans le Tchitrâl. Ceci ne me paraît pas exact; après avoir traversé le *Po-ho* (Wakhân), *Song Yun* arriva sur le territoire des Hephthalites, c'est-à-dire vraisem- blablement qu'il atteignit le district de Zébak qui formait la partie la plus orientale de ce territoire; puis il franchit l'Hindoukouch à l'endroit où se trouvait le petit pays de *Po-tche* qui est ainsi placé dans le Kafiristân; il déboucha ensuite sur le *Chö-mi* (Tchitrâl). *Song Yun* dut donc traverser l'Hindoukouch soit à la passe Nuksau (17000 pieds), soit à la passe Dora (16500 pieds) et le meilleur com- mentaire géographique de cette partie de son itinéraire est le voyage du havildar en 1870 (cf. Major T. G. Montgomerie: *A Havildar's journey through Chitral to Faizabad in* 1870 (Journal of the Roy. Geographical Society, vol. XLII, 1872, p. 180—201). Ed. Chavannes.

GABRIEL FERRAND: *Madagascar et les îles Uâq-uâq* (Journal asiatique, Mai-Juin 1904, p. 489—509).

Dans les Adjâib (Livre des merveilles de l'Inde), qui ont été écrits au dixième siècle, il est souvent question du pays des Ouâq-ouâq, et deux faits particulièrement importants nous sont signalés comme le concernant: d'une part (p. 175 de l'édition van der Lith et Marcel Devic), en l'an 945 de notre ère, les Ouâq-ouâq, montés sur un millier de barques, dirigèrent une vigoureuse attaque contre la ville de Kaubaloh dans laquelle on s'accorde à reconnaître Zanzibar; d'autre part (p. 65), dans le pays des Ouâq-ouâq se trouvait un arbre sont les fruits étaient analogues à la courge et offraient quelque ressemblance avec une figure humaine; quand le vent les agitait, il en sortait une voix; si on les détachait, l'air dont ils étaient pleins s'échappait et il ne restait plus qu'une peau flasque qui avait l'apparence d'un corbeau crevé.

Nombre de géographes arabes ont parlé des Ouâq-ouâq, et, pour certains d'entre eux, notamment Kazwinî, le nom même du pays proviendrait de l'arbre merveilleux qui y croît, car le fruit de cet arbre, lorsqu'il est mûr, pousse le cri de Ouâq-ouâq répété plusieurs fois, puis il tombe (*Merv. de l'Inde*, p. 302).

Les érudits Européens ont longtemps hésité à situer sur la carte cet étrange royaume. En effet, comme le remarque Ibn al-Faqîh (*Journ. As.*, Mai-Juin 1904, p. 489), il y a deux Ouâq-ouâq: le Ouâq-ouâq de la Chine et le Ouâq-ouâq du midi. C'est ce qui explique qu'on ait cherché les Ouâq-ouâq tantôt en Extrême-orient et tantôt au sud de l'Afrique. Le célèbre professeur de Leyde, M. de Goeje (*Merv. de l'Inde*, p. 295—307), établit que le Ouâq-ouâq de la Chine n'était autre que le Japon dont l'ancien nom est *Wo kouo* 倭國, ou royaume de *Wo*, en Japonais *wa-koku*. Mais, fort de cette identification, qui est en effet certaine, il crut pouvoir appliquer au Japon tout ce qu'on disait des Ouâq-ouâq, et c'est

ici que sa théorie me paraît prêter le flanc à la critique. M. G.
Ferrand me semble avoir raison en montrant qu'il y a bien effectivement deux Ouâq-ouâq, et que, si l'existence du Ouâq-ouâq de
Chine, qui est le Japon, est assurée, celle du Ouâq-ouaq du midi
est tout aussi réelle, car ce second Ouâq-ouâq n'est autre que
Madagascar désignée par le mot malgache *vahuaka* qui signifie
«royaume, sujets, peuple».

Reste maintenant à savoir si les indications que fournissent les
Adjâib se rapportent au Japon ou à Madagascar. M. de Goeje (*Merv.
de l'Inde*, p. 301) admet que les Japonais purent diriger en 945
une expédition contre la côte orientale de l'Afrique; il est obligé
cependant de reconnaître que l'histoire Japonaise n'en fait aucune
mention et il en conclut que ce dut être «une entreprise particu-
liere de négociants et de Daïmios japonais». A mes yeux, une telle
expédition ne saurait avoir eu lieu; ce que nous savons de la navigation japonaise ne nous autorise pas à croire qu'elle ait pu, dès
le dixième siècle de notre ère, traverser l'Océan Indien de part en
part. Il est au contraire fort possible qu'une flotte guerrière soit,
à cette époque, partie de Madagascar pour aller attaquer Zanzibar,
et, si la supposition ne peut être confirmée par aucun autre texte
que celui de Adjâib, du moins n'a-t-elle rien en soi d'invraisemblable.

Si nous considérons d'autre part la légende relative au fruit bizarre
qui aurait donné son nom au Ouâq-ouâq, M. de Goeje lui-même a
dû reconnaître que cette fable n'est point originaire de l'Extrême
Orient et qu'aucun arbre japonais n'a pu lui donner naissance; il
en est donc réduit à chercher cet arbre en pays arabe; ce serait,
d'après lui, l'*ochar* dont le fruit crève comme une vessie quand on
le presse. Mais on ne voit plus alors comment un rapport quelconque
a pu être établi entre un tel arbre et le Japon. M. Ferrand propose
au contraire de voir dans l'arbre des Ouâq-ouâq une sorte de *Pan-
danus* qui pousse en abondance à Madagascar et qui porte le nom

indigène de *vakua*. La légende n'aurait donc pas tort d'admettre une relation entre le nom de l'arbre et celui du pays, car le pays s'appelant *vahuaka*, et l'arbre s'appelant *vakua*, le terme de Ouâq-ouâq peut s'expliquer aussi bien par l'un que par l'autre de ces vocables.

En conclusion, tout en reconnaissant, avec M. de Goeje, l'existence du Ouâq-ouâq de Chine, qui est le Japon, nous croyons que M. Ferrand a eu parfaitement raison de chercher à Madagascar le Ouâq-ouâq du Midi qui est celui dont parlent les Adjâib.

Les Adjâib, avous-nous dit, sont le plus ancien ouvrage arabe qui mentionne la légende des fruits à figure humaine. La littérature Chinoise nous permet de remonter plus haut dans le passé. On sait que *Ma Touan-lin*, qui écrivait en 1319, rapporte cette tradition daus le chapitre CCCXXXIX de son Encyclopédie; mais Schlegel, qui traduisit ce texte pour M. de Goeje (*Merv. de l'Inde*, p. 303), ne s'est pas mis en peine de savoir d'où *Ma Touan-lin* l'avait tiré; en réalité, il provient du *T'ong-tien* 通典 de *Tou Yeou* 杜佑, livre qui fut écrit de 766 à 801 ap. J. C. *Tou Yeou* lui-même cite souvent son parent *Tou Houan* 杜還 qui, selon toute vraisemblance fait prisounier à la bataille de Talas en 751, séjourna en pays arabe de 751 à 762 et composa sur ce qu'il avait appris à l'étrauger un livre aujourd'hui perdu [1]). C'est donc apparemment *Tou Houan* qui, pendant son séjour forcé chez les Arabes, recueillit la légende que *Tou Yeou* raconte en ces termes (*T'ong tien*, chap. CXCIII, p. 23 r°):

其王嘗遣人乘船將衣糧入海。經涉八年
未極西岸。於海中見一方石。石上有樹。枝
赤葉青。樹上總生小兒。長六七寸。見人不
語而皆能笑動。其手脚頭著樹枝。人摘取入
手即乾黑。其使得一枝還。今在大食王處。

---

1) Cf. mes *Documents sur les Tou-kiue occidentaux*, p. 298, n. 7, à la fiu.

«Le roi (des *Ta-che*, Arabes) avait envoyé des gens qui, montés sur un bateau, et prenant avec eux des vêtements et des vivres, entrèrent en mer; ils parcoururent (la mer) pendant huit années sans parvenir jusqu'à l'extrême rivage d'Occident. Au milieu de la mer, ils aperçurent un rocher carré; sur ce rocher était un arbre dont les branches étaient rouges et les feuilles vertes. Sur l'arbre avaient poussé une foule de petits enfants; ils étaient longs de six à sept pouces; quand ils voyaient des hommes, ils ne parlaient pas, mais ils pouvaient tous rire et s'agiter. Leurs mains, leurs pieds et leurs têtes adhéraient aux branches de l'arbre. Quand des hommes les détachaient et les prenaient, aussitôt qu'ils étaient entrés dans leurs mains ils se desséchaient et devenaient noirs [1]). Les envoyés revinrent avec une branche (de cet arbre) qui se trouve maintenant dans la résidence du roi des *Ta-che* (Arabes)».

Ed. Chavannes.

O. Franke: *Beiträge aus Chinesischen Quellen zur Kenntniss der Türkvölker und Skythen Zentralasiens* (Aus dem Anhang zu den Abhandlungen der K. Preuss. Akademie der Wissenschaften vom Jahre 1904. — Berlin, 1904; in Kommission bei Georg Reimer. — in-4° de 111 p.).

Depuis que la Mongolie et le Turkestan oriental nous ont livré des monuments qui font revivre sous nos yeux quelques unes des populations disparues qui furent autrefois tantôt les ennemis, tantôt les alliés de l'Empire du Milieu, les textes Chinois où il est question de ces civilisations éteintes ont pris une importance nouvelle. De tous côtés, les sinologues cherchent à mieux expliquer des témoignages encore mal élucidés, apportent des renseignements inattendus, reconstituent fragment par fragment l'ancienne géographie

---

1) Schlegel (*Merv. de l'Inde*, p. 303) introduit ici les mots: «Le nom de cet arbre était *ie-mien*. Je ne sais où il a pris cette glose qui ne figure ni dans le texte de *Tou Yeou*, ni dans celui de *Ma Touan-lin*.

politique de l'Asie centrale. Mais, si leurs efforts ont abouti déjà à des résultats positifs pour les époques où des relations diplomatiques régulières ont existé entre la Chine et ses voisins du nord et de l'ouest, ils se heurtent à des difficultés considérables lorsqu'il s'agit des temps plus reculés où, sous les deux dynasties *Han*, ces relations s'établirent pour la première fois et ne subsistèrent que d'une manière intermittente. M. O. FRANKE [1]) a eu le courage d'aborder cette région énigmatique de l'histoire et de reprendre dans leur ensemble les problèmes qui s'y pressent en foule. Il ne serait guère possible, dans un simple compte-rendu, de discuter les conclusions auxquelles aboutit l'auteur; les questions qu'il examine sont depuis trop longtemps l'objet de controverses savantes pour qu'on puisse les exposer en quelques lignes. Aussi bien, M. Franke n'a-t-il pas apporté de textes entièrement nouveaux susceptibles d'orienter les recherches dans des voies non encore frayées. Son principal mérite est plutôt d'avoir précisé le sens de certains documents qui, quoique déjà invoqués mainte et mainte fois à l'appui de telle ou telle hypothèse, présentaient encore quelque obscurité, d'avoir définitivement fait justice de vieilles erreurs qui se perpétuaient grâce à l'érudition de seconde main, d'avoir enfin apporté dans la discussion le sens critique et la rigueur scientifique qui pendant trop longtemps ont fait défaut à la sinologie.

Je signalerai comme particulièrement dignes d'être étudiées les parties IV et V de l'ouvrage de M. O. Franke. Dans l'une sont réunis les textes, peu nombreux mais fort importants, relatifs aux *Sai*, qui sont les *Çaka* des Hindous, les *Sacae* des Grecs et des Romains, comme on en trouve la confirmation inattendue dans une erreur du commentateur *Yen Che-kou* qui, en identifiant faussement les *Sai* avec les *Çākya*, nous fournit une indication précieuse

---

1) M. O. Franke est maintenant attaché à la Légation de Chine à Berlin avec le titre de *Kaiserlich Chinesischer Legationssekretär*.

sur la véritable prononciation du caractère 塞. Dans la cinquième
et dernière partie, M. O. Franke s'attaque après tant d'autres, à
la chronologie de ces rois dits Indoscythes qui ne sont autres que
des envahisseurs *Yue-tche*; il croit pouvoir conclure des témoignages
chinois que l'empire Kouchan, qui fit succéder son unité au mor-
cellement des cinq yabgou (*hi-heou*), dut être constitué entre 25 et
81 ap. J.-C. et c'est entre ces deux dates qu'il place les deux
souverains nommés *K'ieou-tsieou-k'io* et *Yen-kao-tchen*; on sait que
le premier de ces souverains a été identifié d'une manière absolument certaine par le p. Boyer, puis par Marquart, avec Kozoulokadphisês, et que *Yen-kao-tchen* n'est autre que Oêmokadphisês,
comme l'a établi Marquart. On s'attendrait donc à voir M. Franke
se ranger aux conclusions du p. Boyer et placer Kaniṣka, successeur
de Kozoulokadphisês et d'Oêmokadphisês, vers la fin du premier
siècle de notre ère; mais il change brusquement de front, et d'accord
avec M. Fleet, il déclare que, à ses yeux, Kaniṣka, Huviṣka et
et Vāsudeva doivent être placés *avant*, et non après, Kozoulokadphisês
et Oêmokadphisês. Par suite il reporte Kaniṣka au commencement
de l'ère Vikrama, soit 56/57 *avant* J.-C. — J'aurais bien voulu
que M. Franke nous dît son avis sur le texte relevé pour la première fois par E. H. Parker dans le *San kouo tche* (section *Wei
tche*, chap. III, p. 3 r°), texte qui nous apprend que, en 229
après J.-C., le douzième mois, le jour *kouei mao*, «le roi des *Ta
Yue-tche*, *Po-t'iao*, envoya un ambassadeur offrir des présents; on
conféra à (*Po-*) *t'iao* le titre de: roi des *Ta Yue-tche* allié aux
Wei» 大月氏王波調遣使奉獻。以調爲親魏大
月氏王。 *Po-t'iao* est une transcription admissible du nom
Vāsudeva; mais, comme il y a plusieurs Vāsudeva dans la série

des rois dits Indoscythes, il est fort improbable que ce *Po-t'iao*
puisse être le Vāsudeva qui vient après Kaniṣka et Huviṣka [1]).

Ed. Chavannes.

La légende de Koei tseu mou chen; Peinture de Li Long-
mien (1081). (Annales du Musée Guimet. Bibliothèque d'art; Tome
premier. — Paris, Librairie centrale des Beaux-arts, Emile Lévy, édi-
teur, 13 rue Lafayette). — Sans date; publié en 1904. Format oblong;
III + 27 p. et planches. Notices de Emile Guimet, Tcheng Keng, Tcheng
Ki-tong, Marcel Huber, de Milloué, Deshayes.

Les études qui ont pour objet l'histoire de l'art ne peuvent être
entreprises avec quelque chance de succès que lorsqu'on est en possession d'un nombre suffisamment grand de monuments authentiques
et bien datés. Pour la peinture chinoise, si les renseignements littéraires concernant la vie des peintres abondent, d'autre part cependant les oeuvres qui nous sont connues sont assez rares; aussi faut-il
accueillir avec gratitude toute publication qui nous révèle un tableau
d'un artiste célèbre. M. Guimet nous a donc rendu service en repro-
duisant un dessin attribué à l'un des plus illustres peintres de l'époque
des *Song*, *Li Kong-lin* 李公麟, encore que, comme je le prouverai,
nous ayons affaire ici, non à un original, mais à une simple copie.

A vrai dire, ce dessin n'était pas absolument ignoré en Europe;

---

1) Voici quelques remarques de détail sur l'ouvrage de M. Franke: p. 5, n. 2,
l'époque de *Tchang Cheou-tsie* n'est pas indéterminée puisque la préface de son commentaire
est datée de la 24ᵉ année *k'ai-yuan* (736); — p. 6, *Tchang Yen* 張晏 vivait sous les
Wei 魏, et *Wei Tchao* 韋昭 vivait à l'époque de la dynastie *Wou* 吳; ces deux
commentateurs sont donc du troisième siècle de notre ère; on trouvera ces indications dans
les utiles notes où *Yen Che-kou* énumère les principaux commentateurs du *Ts'ien Han chou*;
ces notes sont en général placées à la fin des éditions modernes du *Ts'ien Han chou*; —
p. 9, n. 2, *Wou-lou-kai* 吾盧蓋 est un nom qui n'existe pas; il faut lire *Wou-lou*
吾盧; l'auteur ajoute 蓋其地也 «c'est ce lieu»; — p. 68, n. 1, le *Wan*
chen nan chou chi 萬震南州志 est le *Nan tcheou yi wou tche* 南州異
物志 qui fut composé par *Wan Tchen* au troisième siècle de notre ère; cf. Pelliot,
dans BEFEO, t. III, p. 281, n. 9.

on le constatera en lisant l'étude de A. W. FRANKS intitulée: *On some Chinese Rolls with Buddhist legends and representations* (*Archaeologia, or Miscellaneous Tracts relating to Antiquity, published by the Society of Antiquaries of London*; vol. LIII, 1892, p. 239—244). Cet article est consacré à l'examen de quatre représentations figurées de la légende qui fait l'objet du dessin attribué à *Li Kong-lin*; bien plus, le second des dessins analysés dans ce mémoire est une réplique de l'oeuvre même de *Li Kong-lin* et la planche que A. W. FRANKS a jointe à sa description en reproduit la scène principale que nous retrouvons telle quelle dans la publication du Musée Guimet.

Le second rouleau Franks et le rouleau Guimet se donnant tous deux pour la même oeuvre de *Li Kong-lin*, il en résulte que l'un d'eux au moins doit être une copie. Mon sentiment est que tous deux ne sont que des copies; mais, tandis que la démonstration ne peut en être faite d'une manière rigoureuse pour le second rouleau Franks, il est au contraire facile d'établir d'une manière irréfragable que le rouleau Guimet n'est pas authentique.

Nous commencerons par écarter un premier argument qui n'autorise aucune conclusion quoiqu'il repose sur une observation importante. Dans l'un et l'autre document, le dessin de *Li Kong-lin* représentant la légende de «la mère des fils-démons»[1] est suivi du texte de cette légende telle qu'elle nous est racontée dans la Saṃyukta-ratnapiṭaka sūtra, traduit en Chinois, en l'an 472 de notre ère, sous le titre de *Tsa pao ts'ang king* 雜寶藏經. Mais, par une erreur singulière, le titre du sūtra est écrit ici *Pao tsi king* 寶積經 au lieu de *Tsa pao ts'ang king*. La faute est grave, car le titre de

---

1) 鬼子母. Je suis l'interprétation de BUNYIU NANJIO (dans l'article de Franks), qui traduit ces mots comme signifiant «the demon-children's mother», la mère des fils-yakṣas. — TAKAKUSU (*I-tsing*, p. 38) traduit «the demon mother of the children», la yakṣiṇī mère des fils.

Pao tsi king s'applique au Mahāratnakūṭa sūtra (n° 23 du *Catalogue* de Nanjio), qui est entièrement différent du Saṃyuktaratnapiṭaka sūtra (n° 1329 du *Catalogue* de Nanjio). Cependant, puisque cette méprise se retrouve aussi bien dans le second rouleau Franks que dans le rouleau Guimet, on ne saurait en prendre acte pour contester l'authenticité de l'un ou de l'autre; on ne peut dire d'ailleurs qu'elle infirme l'authenticité de tous les deux en même temps, car il est fort possible que cette inexactitude ait été effectivement commise par la personne qui, vers l'an 1300, s'avisa d'ajouter à l'oeuvre de *Li Kong-lin* une notice explicative.

Qui est cette personne? Dans le second rouleau Franks, la notice est datée de l'année 1300 et elle est signée d'un personnage appelé *Si-chai Li Kan* [1]). Dans le rouleau Guimet, cette même notice est suivie de la date 1305 et de la signature de *Tchao Mong-fou* 趙 孟頫 (1254—1325; cf. *Yuan che*, chap. CLXXII, et Giles, *Biog. Dict.*, n° 173). Il est évident que la première de ces indications a beaucoup plus de chances d'être exacte que la seconde. Un faussaire n'aurait eu aucun intérêt à remplacer le nom du célèbre calligraphe *Tchao Mong-fou* par celui d'un inconnu; la substitution inverse légitime au contraire tous les soupçons. Il est à remarquer d'ailleurs que le troisième rouleau Franks, qui est une copie faite au Japon en 1851 d'une peinture chinoise représentant la même légende sous une forme différente, comporte une petite dissertation écrite par *Tchao Mong-fou* en 1297; ainsi, *Tchao Mong-fou* avait réellement annoté une peinture traitant le même sujet que la dessin de *Li Kong-lin*, et c'est sans doute ce qui a suggéré au faussaire qui a

---

1) Voici comment se termine cette notice d'après Bunyiu Nanjio (dans l'article de Franks): «On the next day to the full moon (i. e. 16th) of the 7th month of the 4th year of the period ta-tâh (1300), I have written this casually in the «House of the Embroidered Buddha», Si-chai Li Kan, tao jen (= way-man, title). Two seals, Li Kan Chung-pin, and Si-chai». — N'ayant pas sous les yeux le texte chinois, je ne puis indiquer quels sont les caractères correspondant à ces noms.

fabriqué le rouleau Guimet l'idée de forger un pseudo-autographe de *Tchao Mong-fou* afin de rehausser la valeur marchande de son travail.

Si maintenant nous examinons de près le texte chinois de la légende en prenant pour terme de comparaison la version du Saṃyuk-taratnapiṭaka sūtra imprimée dans le Tripiṭaka chinois, nous constaterons que ce texte est plus exact dans le second rouleau Franks que dans le rouleau Guimet. Ainsi, le second rouleau Franks présente la leçon correcte: 皆有大力士之力 «tous avaient la force de grands athlètes (*malla*)»; le rouleau Guimet supprime les trois derniers caractères et écrit: 皆有大力 «tous avaient une grande force». De même encore, le second rouleau Franks suit fidèlement le Saṃyuktaratnapiṭaka sūtra en disant: 或有一子 或有五三子 «les uns n'ont qu'un seul fils, les autres ont cinq ou trois fils»; le rouleau Guimet oublie les quatre premiers mots et écrit fautivement: 或有三五子 «les uns n'ont que trois ou cinq fils». Il est évident que ces erreurs ne se trouvaient pas dans l'original puisqu'elles ne sont pas commises par le second rouleau Franks. Ainsi se trouve affirmée d'une manière irréfutable l'inauthenticité du rouleau Guimet.

J'ajouterai enfin que, dans le second rouleau Franks, le dessin est simplement signé «*Li Kong-lin*, le solitaire du *Long-mien*». Dans le rouleau Guimet, ce nom est précédé d'une indication de date: «Peint le cinquième mois de la quatrième année *yuan-fong* (1081)». Mais *Li Kong-lin* ne se retira sur la montagne *Long-mien* qu'en 1100; il ne pouvait donc prendre en 1081 le titre de «solitaire du *Long-mien*». Ici encore le faussaire se trahit. Cette remarque avait déjà été faite par M. *Tcheng Keng* [1]); M. DESHAYES [2]) a tenté d'y

----

1) Pub. Guimet, p. 5. — *Tcheng Keng* est le frère du général *Tcheng Ki-tong* de boulevardière mémoire. Ne connaissant pas le caractère qui représente son nom personnel, je respecte la transcription employée dans la publication Guimet, mais je rappelle que le nom du général *Tcheng Ki-tong* devrait être en réalité transcrit *Tch'en Ki-t'ong* 陳季同.

2) Pub. Guimet, p. 18.

répondre en rappelant que, d'après M. Fenollosa [1]), *Li Kong-lin* acquit en 1078 une villa située sur la montagne *Long-mien*; il pouvait donc, dès 1081, faire allusion à cette propriété; mais, pour que ce raisonnement fût pris en considération, il faudrait, d'une part qu'on nous cite le texte chinois sur lequel se fonde l'affirmation de M. Fenollosa, et, d'autre part, qu'on nous prouve que *Li Kong-lin*, quoique ses fonctions officielles l'aient retenu à la capitale jusqu'en 1100, a, antérieurement à cette date, signé quelques unes de ses œuvres en se désignant par le surnom de «solitaire du *Long-mien*». Ce débat n'a d'ailleurs plus qu'un intérêt secondaire puisque nous avons pu apporter d'autres arguments, et ceux-là décisifs, contre l'authenticité du rouleau Guimet.

Pour n'être pas une œuvre originale de *Li Kong-lin*, le rouleau Guimet n'est pas cependant dénué de toute valeur; grâce à lui, en effet, nous possédons un reflet, sans doute fidèle, de ce que produisit le génie d'un des plus éminents parmi les artistes de l'époque des *Song*. *Li Kong-lin* 李公麟 nous est connu d'abord par la courte biographie que lui a consacrée l'histoire des *Song* (*Song che*, chap. CCCCXLIV, p. 7 v°), et, en outre, par d'assez longues notices qui se trouvent dans les histoires spéciales de la peinture [2]). *Li Kong-lin* avait pour appellation (字) *Po-che* 伯時. Il naquit dans la ville de *Chou* 舒州, qui correspond à la sous-préfecture actuelle de *Ts'ien-chan* 潛山 (préf. de *Ngan-k'ing*, prov. de *Ngan-houei*). Il obtint le grade de *tsin-che* en l'année

---

1) Je n'ai pas eu sous les yeux l'opuscule de M. Fenollosa écrit en anglais; M. Deshayes a bien voulu me montrer la traduction française dont il s'est servi (*Catalogue d'une exposition d'anciennes peintures bouddhiques appartenant au temple de Dai Takuji à Kioto*; Paris, chez Bing); le passage qui nous intéresse est ainsi conçu: «Dans l'année 1101, il se retira dans sa villa des montagnes de Riominzan «la montagne de l'Eclat du Dragon», qu'il avait achetée en 1078 et où alors sans interruption il se voua tout entier à l'art le plus élevé».

2) Voyez des extraits de ces histoires spéciales dans le *T'ou chou tsi tch'eng* section *Yi chou tien*, chap. 775, p. 9 r°—11 v°.

1070. Il s'éleva graduellement jusqu'au poste de *lou-che-ts'an-kiun*
錄事參軍 de l'arrondissement de *Sseu* [1]) 泗, qui était à un
li au nord de la sous-préfecture actuelle de *Hiu-yi* 盱眙 (préf.
sec. de *Sseu*, prov. de *Ngan-houei*). Puis, grâce à l'appui de *Lou
Tien* 陸佃, il fut nommé à diverses charges dans la capitale
(alors *K'ai-fong fou*). En 1100, il résigna ses fonctions, et, jusqu'à
sa mort survenue en 1106 [2]), il vécut retiré dans la montagne
Long-mien 龍眠, qui est au nord-onest de la sous-préfecture
actuelle de *T'ong-tch'eng* 桐城, à peu de distance de cette ville
de *Chou* où il avait vu le jour. Il s'appela dès lors «le solitaire
du *Long-mien*" 龍眠居士.

Nous ne devons point être surpris que l'oeuvre reproduite par
le second rouleau Franks et par le rouleau Guimet soit la glori-
fication d'une légende bouddhique. Les biographes de *Li Kong-lin*
nous apprennent en effet la raison assez imprévue pour laquelle il
représenta de préférence des scènes religieuses: au début de sa
carrière, nous dit-on, il ne peignait que des chevaux et avait
acquis dans cette spécialité une véritable maîtrise; mais un moine
lui fit craindre que sa trop vive passion pour les chevaux ne fût
un présage que, dans une existence ultérieure, il serait appelé à
renaître sous la forme d'un de ces animaux; saisi d'appréhension,
et désireux de faire son salut, l'artiste chercha dès lors ses inspi-
rations dans les enseignements du Bouddhisme. L'histoire ne dit
point quelle incarnation lui fut dévolue après sa mort.

Li Kong-lin n'était pas seulement un peintre de grand renom;
c'était aussi un amateur éclairé de l'antiquité. Il excellait à déter-

---

1) C'est ce titre que *Tch'en Ki-t'ong* (pub. Guimet, p. 4) a rendu par «commissaire-
adjoint impérial à *Sou-Tcheou*», ce qui pourrait induire en erreur un lecteur non prévenu
en lui faisant confondre *Sseu-tcheou*, du *Ngan-houei*, avec *Sou-tcheou fou*, du *Kiang-sou*.

2) Voyez le *Houa Ki* 畫繼 publié par *Teng Tch'ouen* 鄧椿 dans la seconde
moitié du XIIe siècle (cité dans le *T'ou chou tsi tch'eng*, loc. cit., p. 10 v°).

miner l'âge des objets qu'on soumettait à son examen et il savait mieux que personne déchiffrer les inscriptions datant des plus vieilles dynasties. A vrai dire cependant, le seul exemple que nous donne l'histoire des *Song* (chap. CCCCXLIV, p. 2 v°) de son flair archéologique serait plutôt de nature à nous le faire paraître peu sûr: vers la fin de la période *chao-cheng* (1094—1097), nous dit-on, l'Empereur fut mis en possession d'un sceau en jade au sujet duquel les érudits délibérèrent longuement sans parvenir à s'entendre; *Li Kong-lin* mit fin à toutes les hésitations en démontrant, par la nature de la pierre et par la facture des ornements, que ce sceau était celui que *Li Sseu* avait fait au troisième siècle avant notre ère pour *Ts'in Che honang-ti*. Mais le sceau de *Ts'in Che-houang-ti*, qui figure encore aujourd'hui dans bon nombre de recueils épigraphiques, est précisément un des monuments les plus suspects de l'archéologie chinoise; on peut se demander si *Li Kong-lin* lui-même ne fut pas la dupe d'un faussaire habile.

Dans la publication Guimet, le texte Chinois de la légende de «la mère des fils-démons» se présente à nous accompagné de deux traductions, dont l'une est due à M. Tcheng Keng, tandisque l'autre a été faite par M. Marcel Huber; toutes deux sont insuffisantes [1]).

---

1) La traduction de M. Tcheng Keng est très libre. Quant à celle de M. Marcel Huber, elle est l'œuvre d'un débutant qui a encore beaucoup à apprendre; voici quelques une des critiques qu'on peut adresser à M. Huber: Il traduit le titre 寶積經 comme signifiant «prière précieuse»; — rencontrant l'épithète bien connue du Buddha «l'Honoré du Monde» 世尊, il se borne à transcrire «Che-tsouen» et à mettre entre parenthèses la glose «Esprit» qui sent d'une lieue le lettré Chinois avec lequel il a travaillé; — étant donné que la première année *ta-tö* est l'année 1297, il en conclut que la neuvième année *ta-tö* est l'année 1306; — il traduit «Ecrit à *Wou-hing* par *Tchao Mong-fou*», alors qu'il faudrait dire «Ecrit par *Tchao Mong-fou*, originaire de *Wou-hing*»; — il omet d'indiquer le nom de *Yu Tsi* 虞集, qui est le signataire de la seconde notice; — il lit *Wang Yun* le nom de l'auteur de la troisième notice qui est *Wang Fong* 王逢; — il appelle *Lieou Hai* le signataire de la quatrième notice qui est *Lieou Tö-tch'ang* 劉德昌; — etc.

Le même texte a été traduit par Bunyiu Nanjio dans l'article de Franks. Je crois utile de donner ici une quatrième version en me servant du texte publié dans l'édition japonaise du Tripiṭaka (vol. XIV, fasc. 10, p. 38 v°):

«La mère des fils-démons était la femme du vieux [1] roi des démons *Pan-chö-kia* (Pāñčika)[2]); elle avait dix mille fils qui tous étaient doués de la force de grands athlètes (*malla*) [3]. Le plus jeune s'appelait *Pin-k'ia-lo* (Piṅgala). Cette mère des fils-démons était méchante et cruelle; elle tuait les enfants des hommes pour s'en repaître. La population, qui en était désolée, leva les yeux vers l'Honoré du monde et se plaignit à lui. L'Honoré du monde[4]) prit alors le fils *Pin-k'ia-lo* (Piṅgala) et le plaça au fond de son bol (pātra). La mère des fils-démons parcourut le monde entier, et, pendant sept jours, rechercha (Piṅgala) sans le trouver. Elle se livrait à l'affliction et à la désolation lorsqu'elle apprit que des gens disaient: «On raconte [5]) que le Buddha, l'Honoré du monde, est omniscient». Elle se rendit donc auprès du Buddha et lui demanda où se trouvait son fils. Le Buddha lui répondit alors: «Vous avez dix mille fils. Pour n'en avoir perdu qu'un seul, comment se fait-il que [6])

---

1) Le mot «vieux» 老 ne se trouve que dans l'édition de Corée; il est absent des trois éditions des *Song*, des *Yuan* et des *Ming* et ne figure pas dans la publication du Musée Guimet.

2) La leçon de l'édition japonaise du Tripiṭaka est 般闍迦 ; la publication Guimet écrit 般若迦 . — La restitution Prajñāka que propose Bunyiu Nanjio est arbitraire. Pāñčika est, comme me le fait remarquer A. Foucher, un chef des yakṣas bien connu par les récits du Divyāvadāna où il apparaît (p. ex., p. 447) avec le titre de yakṣa-senāpati ou «général des Yakṣas». «Il exécute en cette qualité, m'écrit A. Foucher, les ordres de Vaiçravaṇa qui, lui, est le *roi* des yakṣas ou génies».

3) 皆有大力士之力 . — Pub. Guimet: 皆有大力 . — Je n'indiquerai ici que les variantes les plus importantes.

4) Pub. Guimet ne répète pas ici le terme 世尊 .

5) *Trip., éd. Jap.*: 傳聞他言。云 ... Pub. Guimet: 傳聞宅人之言 .

6) Pub. Guimet supprime les mots 何故 .

vous soyez désolée et affligée et que vous le recherchiez? Dans ce monde, les hommes ont, les uns un seul fils [1]), les autres trois ou cinq fils; et cependant vous les faites périr». La mère des fils-démons dit au Buddha [2]): «Si maintenant je pouvais retrouver *Pin-k'ia-lo* (Piṅgala), je ne tuerais plus jamais de nouveau [3]) les fils des hommes de ce monde». Alors le Buddha fit voir à la mère des fils-démons *Pin-k'ia-lo* (Piṅgala) qui était au fond du bol (pātra)[4]). Elle épuisa toutes ces forces surnaturelles sans parvenir à le prendre. Elle revint implorer le Buddha. Le Buddha lui dit: «Si aujourd'hui vous pouvez [5]) accepter (les formules des) trois Refuges (triçaraṇa) et des cinq Défenses (pañčaveramaṇī), et si jusqu'à la fin de votre vie vous ne tuez plus, je vous rendrai votre fils». La mère des fils-démons acquiesça aussitôt à l'ordre du Buddha et accepta (la formule des) trois Refuges ainsi que (celle des) cinq Défenses. Quand elle les eut acceptées pour les observer, son fils lui fut rendu. Le Buddha lui dit: «Observez bien les défenses. Vous avez été, au temps du Buddha *Kia-chö* (Kācyapa) la septième et la plus jeune fille[6]) du roi *Kie-ni*[7]) (Kaniṣka); vous avez accompli des actions grandement méritoires;

---

1) Pub. Guimet supprime les mots 或有一子.

2) *Trip., éd. Jap.*: 白佛言. Pub. Guimet: 曰佛言, qui est une mauvaise leçon.

3) *Trip., éd. Jap.*, 終更不殺. Pub. Guimet: 永不殺.

4) *Trip, éd. Jap.*, 在於鉢下. Pub. Guimet: 於鉢.

5) Pub. Guimet supprime les mots 若能.

6) *Trip., éd. Jap.*, 第七小女. Pub. Guimet: 第九女 «la neuvième fille». L'édition de Corée est la seule qui donne la leçon 七 «sept» adoptée par l'édition Japonaise. Les éditions des *Song*, des *Yuan* et des *Ming* donnent toutes trois la leçon 九 «neuf».

7) L'édition Japonaise suit l'édition de Corée, qui écrit 羯膩. Les éditions des *Song*, des *Yuan* et des *Ming* donnent la leçon 羯肌 qui se retrouve dans la Publication du Musée Guimet.

mais, parce que vous n'avez pas observé les défenses, vous avez reçu ce corps de démon» [1]).

Le dessin attribué à *Li Kong-lin* représente l'armée des démons faisant vainement tous ses efforts pour délivrer le petit Piṅgala qui est assis dans le bol du Buddha. Selon A. W. Franks, les diverses représentations que les Chinois ont faites de cette scène sont désignées sous le nom générique 刼 鉢 圖 «Tableau de l'attaque contre le vase».

Dans la publication Guimet, M. de Milloué a raconté la légende de Hāritī, la mère des fils-démons, d'après Waddell. (*Lamaism*, p. 99) qui lui-même s'est borné à se servir de l'article de Franks [2]). Il importe de rappeler que l'histoire de Hāritī se trouve rapportée tout au long dans un passage bien connu d'*Yi-tsing* (trad. Takakusu, p. 37—38), et que *Hiuan-tsang* lui-même mentionne, entre *Pou-chö-kie-lo-fa-ti* (Puṣkarāvatī) et *Po-lou-cha* (l'actuel Shâhbâz garhî), le stūpa signalant l'endroit où la mère des fils-démons fut convertie par le Buddha (*Mémoires*, trad. Julien, t. I, p. 120—121).

A la suite du pseudo-autographe de *Tchao Mong-fou*, le rouleau Guimet présente trois autres notices qui sont des éloges de la peinture de *Li Kong-lin*. Elles sont signées respectivement de *Yu Tsi* 虞 集 (1272—1348; cf. *Yuan che*, chap. CLXXXI), de *Wang Fong* 王 逢 (1319—1388; cf. *Ming che*, chap. LXXXV, p. 3 r°) et de *Lieou Tö-tch'ang* 劉 德 昌 ; je n'ai pu trouver aucun renseignement sur ce dernier personnage. Il est évident d'ailleurs que l'inauthenticité de l'autographe de *Tchao Mong-fou* entraîne celles des trois autres notices qui le suivent.

Ed. Chavannes.

---

1) *Trip., éd. Jap.,* 受 是 鬼 形. Pub. Guimet: 變 鬼 形.

2) C'est ce qui explique pourquoi Waddell commet lui aussi l'erreur de dire que le texte de cette légende se trouve dans le Ratnakūṭa sūtra.

J. Beauvais: *Les lamas du Yun-nan* (Extrait du Bulletin de
Géographie historique et descriptive. N° 1, 1904, p. 82—95).

Le district de *Wei-si* 維西, dans le nord-ouest de la province de *Yun-nan*, est peuplé de races diverses qui paraissent avoir
subi profondément l'influence tibétaine; il a été l'objet d'une mono-
graphie écrite vers 1769 par un certain *Yu K'ing-yuan* 余慶遠,
sous le titre de «Recueil des choses, vues et entendues à *Wei-si*»
維西聞見錄; cet ouvrage, qui serait précieux pour l'ethno-
graphe, est devenu introuvable; mais des fragments nous en ont
été conservés dans le *Yun-nan t'ong tche kao* 雲南通志稿 et
c'est de là que M. Beauvais a tiré quatre notices de *Yu K'ing-yuan*
sur les lamas de *Wei-si*; la traduction qu'il en fait est accompagnée de
vignettes chinoises qui peuvent nous donner quelque idée des coiffures
des diverses catégories de lamas. Ed. Chavannes.

Maurice Courant: *Les clans japonais sous les Tokougawa*
(Conférence faite au Musée Guimet le 29 Mars 1903. Annales du Musée
Guimet. Bibliothèque de vulgarisation. Paris, Leroux, in-18 de 85 p.).

M. Courant s'est proposé d'étudier comment était organisée la
féodalité telle qu'elle exista au Japon pendant les deux siècles et
demi qui précédèrent la Restauration de 1868. Il énumère les
droits des seigneurs qui, véritables chefs d'état, nomment leurs
fonctionnaires, gèrent leurs finances, équipent des armées ou des
flottes, instituent des écoles, entreprennent des travaux publics. Il
montre par quels moyens le chogoun assurait sa prééminence sur
les autres seigneurs qui étaient en droit ses égaux. — Comment se
maintenait l'herédité qui assurait la durée du fief, quels étaient les
principaux daimyô, comment s'exerçait la suzeraineté qui présidait
à toutes les relations féodales, en combien de degrés de noblesse
étaient répartis les sujets du seigneur, quel rôle jouaient les assem-
blées de clan qui dirigeaient la principauté au nom du seigneur
et qui souvent étaient investies de l'autorité réelle, enfin dans

quelles conditions sociales vivaient les paysans, caste exclue de la vie politique, tous ces sujets sont successivement abordés par M. Courant et traités avec une connaissance approfondie de l'ancien droit japonais. M. Courant annonce qu'une carte est jointe à son travail; elle eût été en effet fort utile; mais elle est absente dans mon exemplaire. Ed. CHAVANNES.

MAURICE COURANT: *Un établissement Japonais en Corée. Pou-san depuis le XVe siècle* (in-8 de 24 p. Bibliothèque de la France coloniale moderne. Société de l'Annuaire Colonial. Paris, 1904).

M. Courant prend pour point de départ le traité de 1443 par lequel la Corée ouvrait au commerce Japonais trois ports de sa côte méridionale: *Yem-hpo* 鹽浦, *Pou-san* 釜山 et *Tjyei hpo* 薺浦 (à 32 Km. au SE de l'actuel *Ma-san-hpo* 馬山浦). Des rapports commerciaux réguliers furent dès lors entretenus par le Japon avec la Corée, le seigneur de Tsoushima jouant un rôle prépondérant dans ces affaires. Les deux expéditions de Hidéyosi en 1592 et 1597 n'eurent guère d'autre résultat que d'exciter la méfiance des Coréens à l'égard des Japonais, et, à partir de la convention de 1609, *Pou-san* resta le seul port ouvert. M. Courant étudie quels étaient les articles d'échange entre la Corée et le Japon; il résume les dispositions des divers règlements que la Corée imposa en 1639, 1653, et 1683 à la concession Japonaise établie à *Pou-san*. Ed. CHAVANNES.

T. A. JOYCE: *On the physical anthropology of the oases of Khotan and Keriya (based on anthropometrical observations made by Dr. M. A. Stein during his recent archaeological explorations in Chinese Turkestan).* (Journal of the Anthropological Institute, vol. XXXIII, July to December 1903, p. 305—324 et 2 pl. hors texte).

L'étude de M. Joyce est fondée sur les mesures anthropologiques prises par le Dr. Stein dans le Turkestan Oriental. Elle aboutit aux conclusions suivantes: la populations de Khotan et celle de Keriya sont toutes deux principalement de souche aryenne, leur premier facteur étant l'*Homo alpinus* de Lapouge. Pour l'une et pour l'autre cependant, il y a eu un influx de sang Turc, et, en outre, un influx de sang Tibétain. Ce dernier paraît être plus fort à Keriya qu'à Khotan. Les vallées des Pamirs semblent, en tant qu'il s'agit de l'Asie, être la région où l'*Homo alpinus* s'est conservé dans sa plus grande pureté; chez les Galchas, qui occupent les versants septentrionaux de l'Hindou-kouch, ce type apparaît avec une légère addition turque et iranienne; chez les Khotanais, l'élément iranien est remplacé par un élément tibétain, et, plus à l'Est, à Kériya, les traits du type mongol commencent à apparaître.

Ed. CHAVANNES.

ANZ (WALTER): *Eine Winterreise durch Schantung und das nördliche Kiang-su.* — Avec une carte au 1 : 1 000 000 (Petermann's Mitteilungen, vol. 50, 1904, p. 131—140).

En-dehors de la valeur purement géographique de ce voyage qui a permis à l'auteur de rectifier sur plusieurs points importants l'orographie des plus récentes cartes du *Chan-tong*, on remarquera dans cette relation diverses indications qui peuvent intéresser les archéologues. Au sommet d'une colline, au Sud de *Siu-tcheou fou* 徐州府 (*Kiang-sou*), M. Anz signale un temple dont la salle principale est remplie par une statue colossale taillée à même dans le roc de la montagne et dorée. Il a visité le temple de Mencius à *Tseou hien* 鄒, et celui de Confucius à *K'iu-feou hien* 曲阜. A une journée de marche à l'Est de cette dernière ville, dans la localité de *Ts'iuan-lin-tseu* 泉林子 (?), il a signalé les ruines d'un palais et quelques stèles abandonnées. Enfin il a fait l'ascension de la célèbre montagne sainte de l'Orient, le *T'ai-chan* 泰山 et

il reproduit (à une échelle un peu trop réduite) une vue panoramique
de ce lieu de pélerinage.　　　　　　　　　　Ed. CHAVANNES.

F. G. FIUMI: *Avviamento allo studio del Sanscrito*, 3ᵉ éd.
Milan, 1895; in-12, XVI—345 p.; 4 L.

Ce *Limen indicum*, publié dans la célèbre collection des *Manuels
Hœpli* en est déjà à sa troisième édition. Celle-ci a même été revue
et augmentée — en un mot, comme dit le titre italien, «rénovée».
Le résultat nous paraît excellent de tout point, aussi bien pour les
étudiants des universités que pour les autodidactes. Le volume est
avant tout consacré à l'étude du sanscrit. Aussitôt l'énoncé des
règles d'euphonie terminé, il combine et fait marcher de front, de
la façon la plus ingénieuse et la plus attrayante, la lecture des
textes et l'exposé des paradigmes. Un «index systématique» permet
d'ailleurs aux esprits plus amoureux de méthode que de variété de
corriger ce que le procédé, imité de l'enseignement des langues vi-
vantes, pourrait avoir à leur gré d'un peu décousu, et de rétablir
les paragraphes dans l'ordre habituel des grammaires. Un aperçu
rapide de la littérature sanscrite, des notes lexicographiques et une
liste des racines complètent le manuel auquel il ne manque, à notre
sens, pour être parfait, que d'avoir fait sa place légitime à l'exercice
du thème.　　　　　　　　　　　　　　　A. FOUCHER.

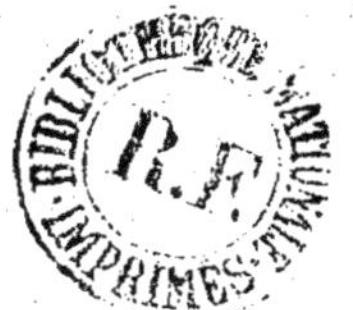

[illegible]
[illegible]
[illegible]
[illegible]
[illegible]
[illegible]
[illegible]
[illegible]
[illegible]
[illegible]
[illegible]
[illegible]
[illegible]
[illegible]
[illegible]
[illegible]